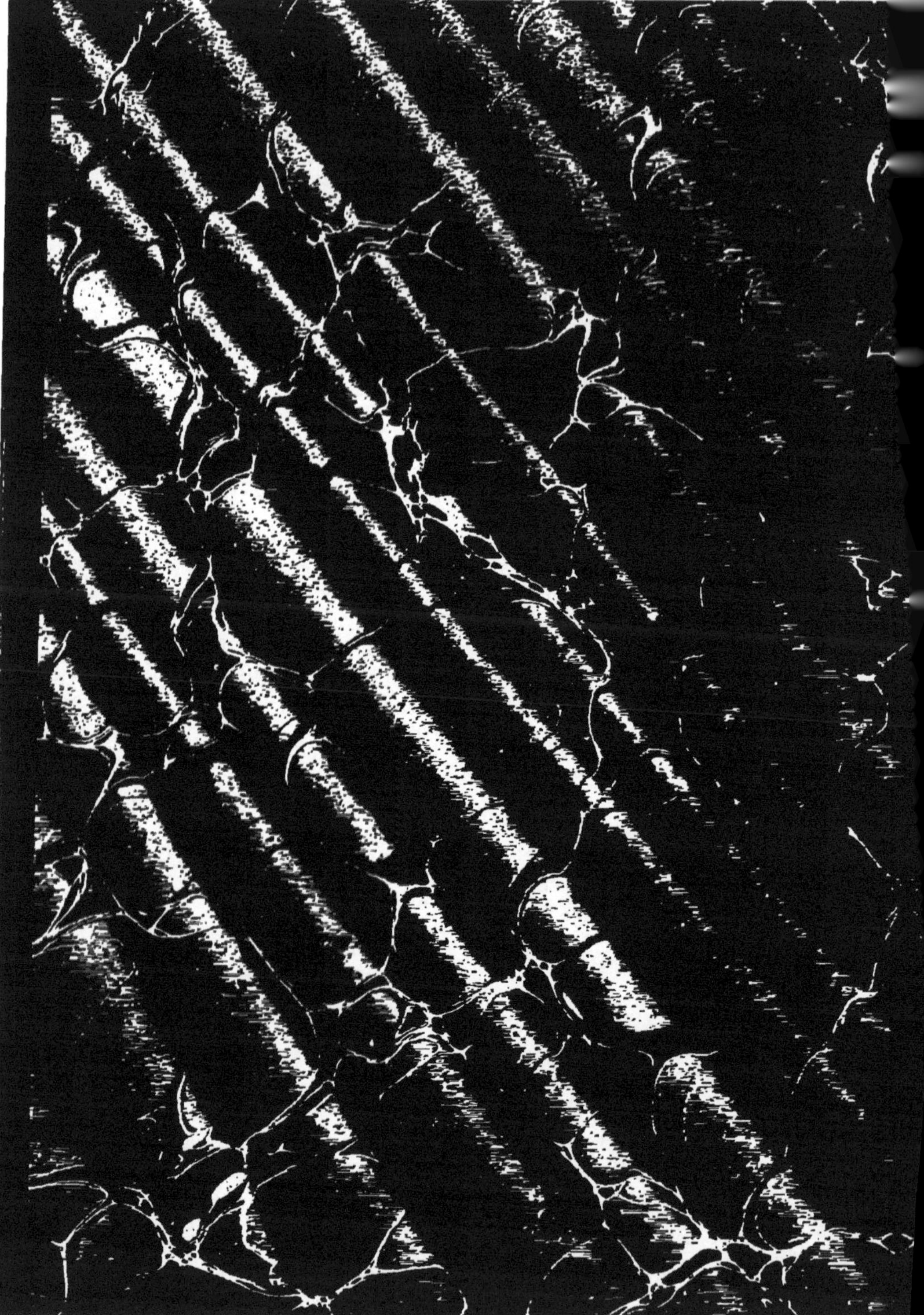

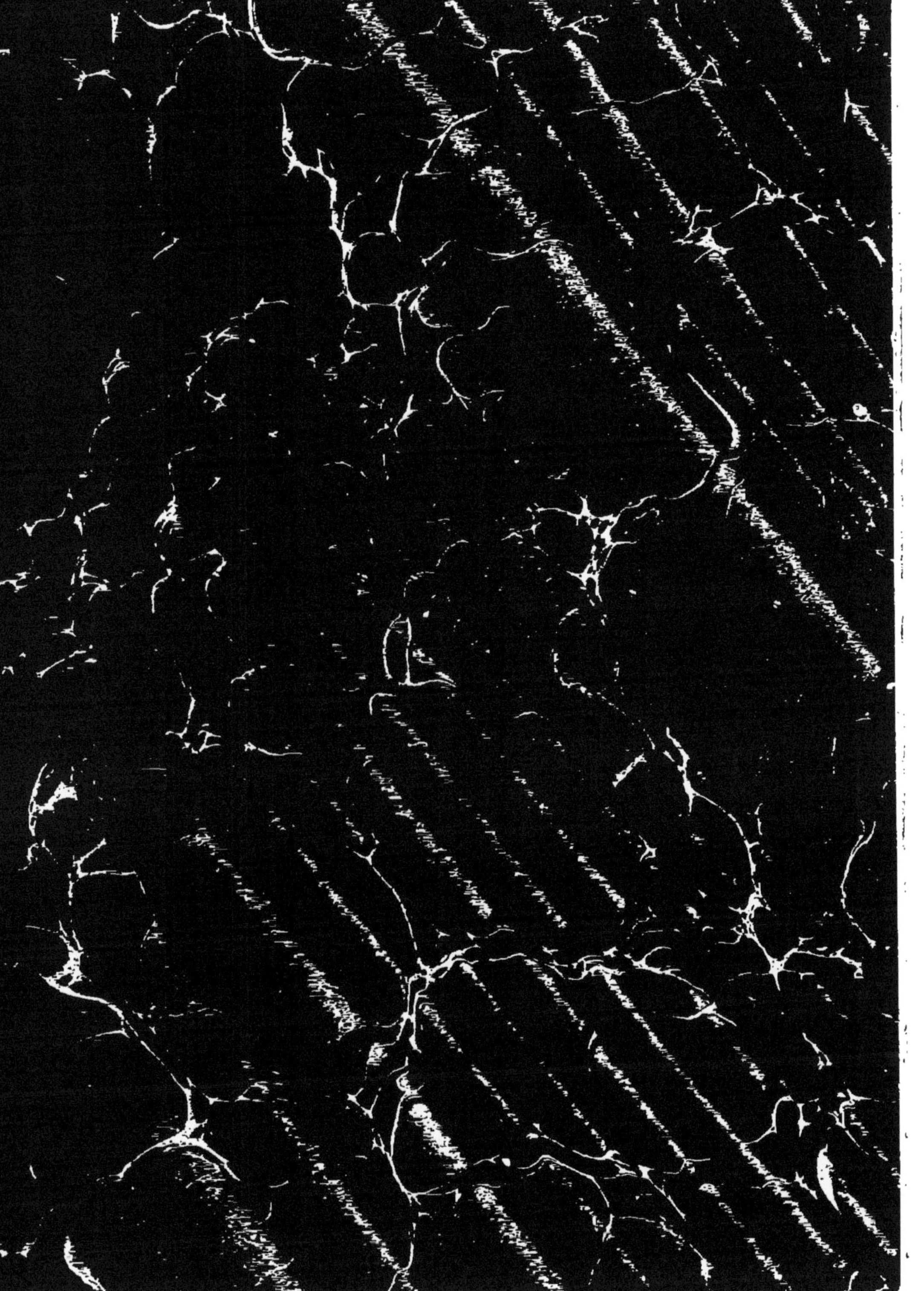

DES LOIS

DE LA

VIE ORGANIQUE.

IMPRIMERIE SCHNEIDER ET LANGRAND,
Rue d'Erfurth, n° 1.

DES LOIS

DE LA

VIE ORGANIQUE

OU

RAISON DES PHÉNOMÈNES

PAR LESQUELS ELLE SE MANIFESTE

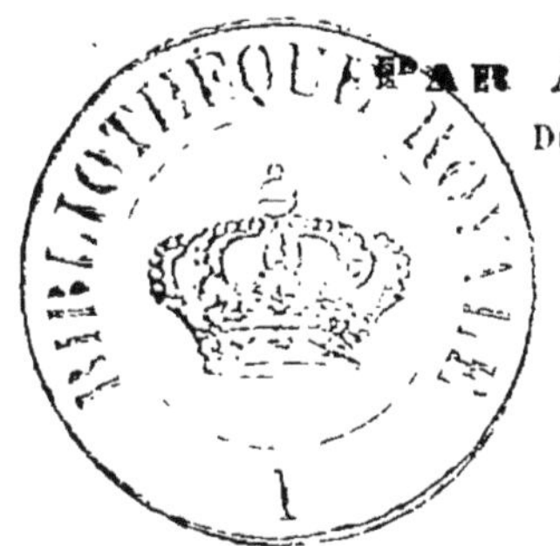

PAR AUG. ROGIER,
Docteur en Médecine.

Que tous les phénomènes de la vie organique se réduisent à des phénomènes de contraction.

TOME PREMIER.

PRINCIPES ET PHÉNOMÈNES DE LA NUTRITION.

A PARIS,
AU COMPTOIR DES IMPRIMEURS-UNIS,
COMON ET Cie
QUAI MALAQUAIS, N° 15.
1844

AVERTISSEMENT.

Je ne me dissimule pas toute la gravité de cet ouvrage. Dans ce petit volume sont agitées les questions les plus importantes que la physiologie puisse se poser, et qui attendent encore leur solution. — Les phénomènes qu'il comprend seront suivis et complétés par l'étude des *phénomènes nerveux;* mais on y peut voir déjà vers quel but tend la vie, et par quels moyens elle y arrive.

Dans un ouvrage destiné avant tout à poser des principes, j'ai dû faire en sorte de supprimer les détails; c'est le moyen d'en rendre la marche plus rapide et l'exposition plus claire. D'ailleurs, les principes d'une science une fois établis, le reste n'est plus qu'un objet d'applications que chacun peut faire.

J'ai cherché, autant que possible, à me rendre intelligible pour tout le monde, afin d'en appeler au jugement de tous ceux qui se plaisent aux études sérieuses ; mais je me suis attaché en même temps à ne rien sacrifier pour cela de la gravité du sujet.

Plein de confiance dans le fond de mes idées, j'attends les objections avec une entière sécurité, je les appelle même de tous mes vœux, et je m'empresserai de répondre à toutes celles qui me seront faites (1).

(1) Les personnes qui auraient des observations à adresser à l'auteur, sont priées de les lui faire parvenir *franco*, rue Bourbon-Villeneuve, 2, et d'y joindre des indications précises dans le cas où elles renverraient à d'autres travaux. — L'auteur s'empressera de leur répondre et de consigner leurs observations, s'il y a lieu, dans la quatrième partie de cet ouvrage.

INTRODUCTION.

Je viens essayer de remplir une lacune qui existe dans la physiologie, en posant les bases d'une science qui n'est pas encore faite. On trouvera peut-être qu'il y a de la témérité d'entreprendre une tâche où tout le monde a échoué. Mais je n'impose pas mes idées ; je ne fais simplement que les exposer, et personne n'est tenu de les accepter.

Je ne cherche même pas à renverser ce qu'ont fait les autres : il n'y a rien à renverser là où rien n'a été fait. Je trouve des matériaux et je m'en sers, voilà tout. Ceux qui penseront comme moi en feront leur profit ; quant aux autres, ce travail leur suggérera peut-être l'idée de quelque bonne chose, et, dans ce cas, il serait encore utile.

On aurait tort, toutefois, de conclure de ce qui précède, que je me soucie peu de l'opinion que l'on en concevra. J'attache trop d'importance à l'approbation des hommes sérieux, pour ne pas chercher à la mériter ; mais je sais le sort trop souvent réservé aux idées nouvelles, et si je ne m'alarme pas des attaques auxquelles

les miennes peuvent être en butte, c'est que je les crois assez fortes pour se défendre et pour se relever, lors même qu'elles succomberaient dans le premier choc. Je ne redoute même pas pour elles l'indifférence avec laquelle on peut les recevoir, tant j'ai la confiance qu'elles finiront par appeler l'attention.

Malgré cette confiance aveugle et tout l'intérêt qui s'attache à l'étude de la vie, je n'aurais jamais songé à les publier, si j'avais cru qu'elles ne fussent propres qu'à piquer la curiosité; j'ai un but beaucoup plus élevé en le faisant, c'est de signaler un jour toutes les applications grandes et utiles qu'on en peut faire à une science considérée à tort comme une science conjecturale.

Pour moi, qui ai la conviction profonde que la médecine ne mérite pas un tel nom, je devais faire en sorte de le prouver, et j'ai cru ne pouvoir mieux faire que d'établir d'abord mon point d'appui.

C'est dire que ce premier travail n'est que le prélude de travaux beaucoup plus importants; mais il faut, avant tout, que celui-ci ait subi l'épreuve de la critique, non pas que je suppose qu'il puisse succomber dans cette épreuve, j'ai exprimé tout le contraire. Mais je n'ai pas la prétention d'avoir tout dit : une science ne se fait pas du premier jet. D'ailleurs, il s'agit ici d'une tâche commune, et ce n'est pas trop, pour toutes les difficultés qui y sont attachées, que tout le monde concoure à la remplir ; aussi, avant de rien entreprendre de nouveau, me proposé-je d'ajouter, au besoin, une quatrième partie à cet ouvrage, pour répondre aux objections que l'on pourra me faire.

J'ai cru devoir m'abstenir, dans un sujet comme celui-ci, de puiser mes inspirations dans les livres. Ce n'est pas que je les considère comme inutiles; mais ils ne sont que la copie d'un modèle à jamais inimitable, et s'ils sont bons à consulter pour apprendre à connaître la nature, ils peuvent rarement servir à composer d'autres livres. Travailler sur la copie quand on a le modèle sous les yeux, c'est en effet courir le risque de le défigurer au point de le rendre méconnaissable.

Il est vrai que la nature prend plaisir à s'entourer de mystère, et que c'est souvent au milieu des phénomènes les plus cachés et les plus compliqués qu'il faut rechercher le secret de son action. Mais aussi, tandis que là on ne fait que reproduire, en l'altérant, ce que d'autres ont vu ; ici, on assiste à un spectacle toujours nouveau, et, quelque peu qu'on en saisisse, la science y trouve son profit, pourvu qu'on le rende avec fidélité. Il suffit quelquefois de saisir le plus petit bout d'un fil pour le suivre bien loin, et avec peu de chose on ouvre souvent la voie aux plus grandes découvertes.

J'ai été de trop bonne heure frappé de ces vérités, pour ne pas m'attacher exclusivement à l'étude de la nature sur la nature elle-même. Les circonstances, d'ailleurs, m'ont été favorables. Appelé, pendant plusieurs années, à recueillir des notes au lit des malades, pour M. Andral, j'ai pu former à bonne école mon goût pour l'observation. Mais à force d'établir des rapprochements et des différences, on finit par saisir des principes; ces principes, en se rapprochant, se fondent dans d'autres plus généraux, et c'est ainsi qu'au milieu des phénomènes compliqués de la vie, je suis arrivé à démêler enfin un ordre magnifique par sa simplicité et qui ne le cède en rien à celui qui règne dans le reste de la nature.

J'avais trouvé dans la science des faits nombreux, mais pas un lien qui les unît, pas une cause commune qui s'y rapportât. — Le cœur, en réagissant sur le sang, le fait circuler. Mais pourquoi agit-il de la sorte? — Comment et dans quel but s'opère-t-il un mouvement d'échange dans la substance des organes? — Que se passe-t-il dans les sensations, et pourquoi certains nerfs y sont-ils propres à l'exclusion des autres? — D'où vient encore que pendant la vie seulement les corps résistent à la dissolution putride? — Enfin, quels rapports y a-t-il entre ces phénomènes si divers?—Ces questions et bien d'autres dont on comprend toute l'importance, non-seulement elles n'étaient pas résolues dans les livres, mais encore j'y lisais qu'on ne les résoudrait jamais.

Et cependant on a pu suivre les actions moléculaires au milieu des combinaisons chimiques les plus compliquées; on sait pourquoi un ballon monte au lieu de chuter; on a saisi jusqu'à la cause des mouvements des astres, de ces mondes qui roulent dans l'espace si loin de notre portée, et le secret qu'on a pu découvrir dans ces cas, il serait impossible de le surprendre dans d'autres !

Il est vrai que, dans la vie, les phénomènes sont à la fois plus compliqués, plus cachés et plus variables que partout ailleurs. Ils se refusent à l'expérience et se révoltent contre elle. Le corps vivant, d'ailleurs, semble se jouer de toutes les combinaisons : insensible aujourd'hui à une cause, il n'y résistera pas demain ; véritable Protée enfin, il prend toutes les formes, et quand on croit le tenir par un bout, il échappe par l'autre.

Fallait-il, toutefois, s'avouer vaincu ? Mais alors comment se mêler de réparer un instrument dont on connaît si imparfaitement le mécanisme ? Suffit-il de savoir que telle aiguille, dans une montre, tourne par le mouvement de tel rouage, sans savoir d'où celui-ci reçoit le sien ? et, la voulant réparer, ne court-on pas le risque de l'endommager davantage ? Vainement l'expérience viendrait-elle établir que c'est en la retouchant d'une façon plutôt que d'une autre qu'on y réussit le plus souvent ; qui voudra se fier jamais à cette expérience aveugle, quand sachant ce que l'on fait, on éprouve déjà tant de difficulté à le faire ? Et doit-on s'étonner, après cela, que la pathologie, la thérapeutique et toutes les sciences qui se rattachent à la vie s'agitent vainement depuis tant de siècles dans leur étroite prison, quand la physiologie, l'âme de toutes ces sciences, leur fait à chaque instant défaut ?

Mais non ! rien n'est impossible à la patiente investigation de l'homme. Il suffit souvent d'un peu plus d'attention dans l'examen d'un fait pour saisir le secret, jusqu'alors inconnu, de sa production; et le phénomène le plus compliqué, qui, au premier aperçu, ne semble bon qu'à jeter la confusion dans l'esprit, est lui-même le résultat d'une cause simple, et sert souvent à la découvrir. N'est-ce pas le mouvement des astres qui a le plus aidé Newton à déterminer la cause des phénomènes de la gravitation? Et cependant c'est un des plus compliqués parmi ces phénomènes, puisqu'il résulte de la combinaison de plusieurs mouvements. Ces corps, d'ailleurs, par leur éloignement, ne semblaient-ils pas hors de toute atteinte, et devait-on penser qu'ils dussent servir les premiers à la découverte du plus grand principe qui ait jamais été enregistré dans la science?

Loin de s'effrayer de la complication des phénomènes de la vie, c'est donc une raison de plus de les aborder avec confiance. S'ils varient, d'ailleurs, d'un instant à l'autre, cette variation elle-même doit tenir à la cause qui les produit, et aider ainsi à la découvrir.

Ce qui jette la confusion dans l'étude des phénomènes de la nature, c'est moins encore la complication qu'ils présentent que la manie qu'ont les hommes d'y mêler des détails qui y sont étrangers, en substituant les rêves de leur imagination aux lois immuables auxquelles

Dieu les a soumis. On prend si volontiers ce que l'on suppose être pour ce qui est, qu'on ne saurait trop se prémunir contre ces écarts d'imagination qui ont entraîné Descartes lui-même si loin de la vérité. L'important, dans cette étude, est donc simplement de regarder faire la nature, et surtout d'éviter avec un soin religieux d'y rien mettre du sien : si ingénieux que nous soyons, la nature, à cet égard, nous laisse bien loin derrière elle ; et le génie, d'ailleurs, quelque grand qu'on le suppose, ne peut tenir lieu de la vérité.

Mais la chose, peut-être, contre la quelle il faut le plus se tenir en garde, ce sont certaines apparences que les phénomènes revêtent en se produisant. Ainsi l'attraction prend quelquefois l'apparence d'une répulsion : il suffit qu'elle s'exerce sur un corps moins dense que le milieu dans lequel il se trouve, pour que ce corps s'élève au lieu de chuter. D'autres fois, elle ne fait que déterminer la courbe d'un mouvement, et semble une force d'*inflexion*. Mais en analysant avec un soin suffisant chacune des circonstances dans lesquelles ces phénomènes se produisent, on voit comment chacun d'eux n'est, au fond, qu'un phénomène d'attraction.

Il n'y a peut-être pas de source d'erreurs plus grande que celle-là, et dont il soit aussi plus difficile de se garantir, parce qu'en effet, rien n'est plus facile que de se laisser séduire par ce qu'on voit, et que rarement on cherche à approfondir ce que l'on croit avoir bien vu. Il suffit cependant de commettre une seule erreur à cet égard pour se laisser entraîner à bien d'autres; car les phénomènes de la nature naissant les uns des autres, en juger mal un seul, c'est se tromper sur tous ceux qui en naissent.

On a ainsi le plus grand intérêt à ne pas tomber dans de semblables fautes; et il est bon de rechercher comment on peut les éviter; mais il est nécessaire, pour cela, d'entrer dans quelques détails, et c'est par là que je terminerai cette introduction.

Tout agit, dans la nature, et le repos lui-même n'est que le résultat apparent d'actions opposées. Les corps portent ainsi en eux une tendance permanente à agir. Il est probable, d'ailleurs, à voir l'harmonie qui règne dans la nature, que cette tendance est la même dans tous. Or, nous venons de voir que les circonstances au milieu desquelles elle agit sont capables d'en transformer les résultats. Son action pourra donc se transformer en plusieurs actions secondaires, si primitivement elle s'exerce au milieu de circonstances générales et capables, chacune à leur manière, de modifier ses effets.

Les phénomènes de la nature se trouveront ainsi, dès l'origine, partagés en plusieurs familles; chacune d'elles sera le produit d'une action secondaire différente (1); et si l'on ne considère que les phénomènes compris dans l'une de ces familles, il ne sera pas nécessaire de remonter jusqu'à l'action primitive, pourvu que l'on remonte à celle qui les a tous produits (2).

(1) Cette action secondaire pouvant se transformer de la même manière en d'autres actions de moins en moins générales, les phénomènes compris dans une même famille se partageront eux-mêmes en genres et en espèces, jusqu'à ce que chacun d'eux ait enfin revêtu les caractères qui lui sont propres.

(2) L'on n'aurait intérêt à remonter à cette action primitive que si l'on se proposait de savoir comment toutes ces familles se relient entre elles pour n'en former qu'une seule. Le point de vue sous lequel on les considère s'étendrait sans doute, mais l'on n'apprendrait rien de plus sur les particularités de chacune d'elles.

Or, du moment qu'il se passe une même action au fond de chacun d'eux, on pourra toujours, par l'analyse, les ramener à un même fait. — Toute autre forme n'étant qu'une apparence qu'ils ont revêtue, au milieu des circonstances particulières dans lesquelles ils se sont produits, le seul moyen d'éviter la source d'erreurs dont je parlais tout à l'heure est de pousser l'analyse jusqu'à ce que chacun d'eux ait été ramené à cette action commune (1).

Pour achever de connaître la raison de ces phénomènes, il ne restera plus qu'à

(1) L'analyse pourra un jour être poussée jusqu'au point de ramener tous les phénomènes de la nature à une seule et même action, et en faire de la sorte une seule famille. Mais la science devra s'arrêter là, car si nous connaissions ainsi la cause de tout ce qui est, par rapport

déterminer en vertu de quelles lois et par quelle série de transformations ils arrivent à revêtir les caractères sous lesquels ils se présentent à l'observation.

Les phénomènes vitaux appartiennent trop manifestement à une même famille pour que cette méthode ne leur soit pas applicable. Aussi, ai-je cru nécessaire d'en dire quelques mots.

à nous, nous n'aurions désormais aucun intérêt à aller plus loin. Il nous serait d'ailleurs interdit de le faire, parce qu'il faudrait embrasser pour cela, non-seulement les phénomènes dont il nous est possible d'être témoins, mais encore ceux qui, étant hors de notre portée, sont pour nous comme s'ils n'étaient pas.

PREMIÈRE PARTIE.

PRINCIPES.

CHAPITRE PREMIER.

DE LA CONTRACTION

OU

DES MOUVEMENTS VITAUX CONSIDÉRÉS D'UNE MANIÈRE GÉNÉRALE.

§ I.

Que les mouvements vitaux rentrent tous dans les phénomènes de la contraction.

Les seuls mouvements qu'on observe dans la vie se manifestent par la contraction ou par la dilatation. La pupille, les muscles, le cœur se contractent ou se dilatent.

Toutefois ces mouvements ne sont pas toujours apparents. Ainsi, celui qui se manifeste dans l'ensemble d'un organe résulte d'un mouvement semblable de chacune de ses parties; et, tandis que le premier est visible, le second ne l'est pas. Mais l'étendue plus ou moins grande d'un mouvement n'est pas capable d'en changer la nature; et l'on doit admettre que ceux même qui sont trop faibles pour être vus n'en jouissent pas moins des mêmes caractères, puisqu'ils les présentent toutes les fois qu'ils deviennent assez prononcés pour être apparents.

Il suit de là qu'il n'y a que deux espèces de mouvements vitaux, la contraction et la dilatation.

Mais la contraction a besoin d'être excitée pour se produire, et toujours elle se met en rapport d'intensité avec la cause qui la détermine. Ainsi, la pupille se resserre sous l'impression de la lumière avec d'autant plus d'énergie que celle-ci est plus vive, de sorte que si l'on passe d'un endroit plus éclairé dans un autre qui le soit moins, la pupille sera ramenée de la contraction à la dilatation; tandis que cette lumière moins vive, succédant à l'obscurité, eût, au contraire, amené la contraction. La dilatation n'est donc qu'une contraction ramenée à un moindre degré, et tous les mouvements vitaux se réduisent ainsi à des phénomènes de contraction.

Il résulte de ce qui précède, qu'il n'y a pas de causes absolues de contraction, pas plus que de dilatation, puisque l'agent de l'une peut devenir l'agent de l'autre. Il en résulte encore que de deux causes d'intensité différente, agissant successivement sur un même organe, la plus forte sera cause de contraction relativement à la plus faible, qui sera, au contraire, cause de dilatation (1). Il en résulte enfin qu'une cause produira d'autant mieux la contraction qu'elle est plus énergique, et d'autant mieux la dilatation qu'elle est plus faible.

(1) Précisons davantage. Si une cause de contraction représentée par 3 succède à une cause 1, le résultat sera augmenté de 2, et on aura + 2. Si, au contraire, c'est la cause 1 qui succède à la cause 3, le résultat se trouvera diminué de 2, et on aura — 2. Le signe + représente ici la contraction produite, et le signe —, la dilatation. La première de ces causes sera donc, par rapport à la seconde, cause 2 de contraction, et celle-ci, par rapport à celle-là, cause 2 de dilatation.

§ II.

Que toute partie vivante est active dans la contraction et dans la dilatation.

Toute partie vivante qui se contracte est le siége d'un phénomène trop manifestement actif pour qu'il puisse y avoir du doute à cet égard. On sent l'action dans le muscle qui se tend, on la voit, en quelque sorte, dans la pupille qui se resserre. Mais en est-il de même de la dilatation?

Pour qu'une partie s'ouvre quand la contraction cesse ou diminue, il faut qu'il y ait en elle une tendance permanente à rentrer dans les limites dont la contraction l'a fait sortir. Sans cette condition, elle se détendrait, mais ne s'ouvrirait pas. Or, la pupille s'ouvre dès que l'intensité de la lumière diminue. Le cœur lui-même, quoi qu'on en ait dit, se distend dans l'intervalle des contractions. Arraché du sein d'un animal vivant, il continue de palpiter, c'est-à-dire qu'il se contracte et se dilate alternativement tant qu'il conserve quelque reste de vie. Si, dans l'intervalle des contractions, il se laissait simplement étendre par le sang qui lui arrive, comme le pensent la plupart des physiologistes, ce double mouvement n'aurait pas lieu, puisqu'il n'y a plus ici de sang pour le remplir.

Cette tendance d'ailleurs, en vertu de laquelle toute partie vivante se dilate dès que la contraction cesse, ne modifie en rien les conclusions du paragraphe précédent ; c'est seulement un élément de plus dont il faut tenir compte. La dilatation n'en rentre pas moins dans les phénomènes de la contraction, puisque c'est toujours là diminution dans l'intensité des causes de contraction qui l'amène.

Mais, tient-elle simplement à l'élasticité des tissus, ou bien s'opère-t-elle par l'action d'un ressort qui soit propre à la vie? — Si la dilation dépendait uniquement de l'élasticité des organes, à la mort, où toute force de contraction cesse, les parties devraient se dilater, tandis qu'elles se maintiennent au degré de tension où la vie les a laissées. On retrouve sur le cadavre jusqu'à l'expression qu'a prise le visage dans les derniers instants de la vie.

En résumé, il y a au fond de nos organes un ressort vivant qui fait constamment effort pour les ouvrir et qui produit ses effets dès que la contraction cesse ou se relâche dans son action. Ce ressort en se déployant amène la dilatation; il cède au contraire quand la contraction a lieu, et ses mouvements sont ainsi subordonnés à l'action des causes de contraction qui seules déterminent encore toutes les variétés de mouvements qu'on observe dans la vie.

---

§ III.

Que la force de contraction s'épuise par l'action, qu'elle se retrempe au contraire par le repos.

Un des effets de la contraction est d'épuiser la force qui la produit; ainsi un effort musculaire trop violent, ou trop longtemps soutenu, entraîne momentanément l'impuissance de nouveaux efforts. Dans l'accouchement laborieux, si les contractions de la matrice se succèdent avec force et à de courts intervalles, l'organe ne tarde pas à tomber dans l'inertie. Son action se réveille au contraire avec une énergie toute nouvelle, quand elles sont suivies d'un long repos.

Mais si l'excès d'action a ce résultat, comme il peut y avoir des degrés infinis dans cet excès, il doit y avoir la même gradation dans l'épuisement qui en résulte, et il faut admettre que la contraction puisse être portée jusqu'au point d'anéantir la force qui la produit. C'est ainsi que la mort doit pouvoir résulter d'une forte secousse électrique, du tétanos, d'une commotion morale capable, comme nous le verrons plus tard, d'ébranler violemment nos organes. C'est ainsi encore que la vessie se paralysera à la suite d'efforts impuissants pour expulser l'urine, que la prostration suivra l'attaque d'épilepsie, que dans un grand nombre d'affections cérébrales enfin, le coma succédera aux convulsions sans laisser de traces sur le cadavre.

Par la même raison, une action peut n'être ni assez vive, ni assez prolongée pour annuler entièrement la force de contraction, mais elle n'en sera pas moins capable de l'amoindrir, en sorte qu'un organe sera moins dispos par cela même qu'il vient d'agir davantage. Toutes choses égales d'ailleurs, une cause agira donc d'autant plus efficacement sur une partie vivante, qu'elle la surprendra dans un état de repos plus complet, ou que la partie aura été moins souvent exercée. Ainsi, la pupille au grand jour se contractera plus, si l'on vient de l'obscurité, que si l'on arrivait d'un endroit qui fût éclairé, et jamais elle ne sera plus sensible à la lumière que quand on aura vécu longtemps dans les ténèbres.

Nous verrons plus tard tout le parti que la nature tire de ces circonstances.

CHAPITRE II.

DES LOIS DE LA CONTRACTION.

§ IV.

Première loi, ou *loi d'opposition*. — Que les causes de contraction, toutes choses égales d'ailleurs, ont d'autant moins d'action sur une partie que celle-ci est plus contractée ou plus dense, et réciproquement.

Une partie dilatée est par cela même à l'état de repos, et nous venons de voir qu'elle n'en est que mieux disposée à agir. Dans cet état d'ailleurs, elle a devant elle un champ plus vaste de contraction à parcourir et présente aux causes qui l'impressionnent un plus grand nombre de points.

Toutes ces circonstances tendent à favoriser l'action des causes de contraction qui agissent sur elle, en sorte que, sans varier d'intensité, celles-ci produiront des effets différents sur une même partie, suivant qu'elles la surprendront dans un état plus ou moins grand de contraction ; l'effet sera plus prononcé si la partie est plus dilatée au moment de l'action, plus faible au contraire si elle est plus contractée ; c'est-à-dire que les choses se passeront comme si la cause avait augmenté d'intensité dans le premier cas et diminué au contraire dans le second. Or, nous avons vu, non-seulement qu'une cause détermine une contraction plus forte quand elle est plus intense, mais encore qu'elle produit d'autant mieux la dilatation qu'elle l'est moins (1). Elle produira donc un excès de contraction dans le premier cas, un excès de dilatation dans le second.

Il suit de là que si une cause agit sur une partie dilatée, comme elle déterminera une contraction plus forte qu'elle ne l'eût fait sans cette circonstance, l'effet une fois produit, elle deviendra cause de dilatation. Mais en ramenant la partie à son premier état, elle la fera contracter de nouveau, et elle la ferait osciller de la sorte indéfiniment sans la résistance des

(1) Voir la fin du § I.

tissus qui la fixera bientôt au degré de contraction voulu par la cause, en diminuant graduellement l'étendue des oscillations. Si cette cause, au contraire, avait agi sur une partie contractée, les résultats eussent été les mêmes, à cette seule différence près, que la dilatation eût commencé la série des phénomènes.

Ainsi, non-seulement la pupille oscille quand on passe de l'obscurité dans la lumière, ou de celle-ci dans l'obscurité, mais encore ses oscillations sont d'autant plus prononcées que la différence dans l'intensité des deux causes est plus grande.

En résumé, les causes de contraction, toutes choses égales d'ailleurs, ont d'autant moins d'action sur une partie que celle-ci est plus contractée et réciproquement.

Telle est la loi que nous désignerons sous le nom de loi d'opposition, en raison des effets qu'elle détermine et qui sont toujours en opposition avec ceux qui existent.

Nous observerons, avant de terminer, qu'une partie contractée est accidentellement plus dense, et l'on serait tenté d'en conclure, *à priori*, qu'il doit en être de la densité d'un organe comme de sa contraction ; en sorte qu'une partie serait d'autant plus sensible aux causes qui l'impressionnent qu'elle est moins dense, et réciproquement. Seulement la densité n'étant pas variable d'un instant à l'autre, comme l'est la contraction, elle aurait pour effet de déterminer le degré habituel de la sensibilité d'un organe, tandis que la contraction ne détermine que des effets passagers. A peine est-il besoin d'établir qu'en effet la sensibilité habituelle d'une partie, toutes choses égales d'ailleurs, est toujours en rapport avec la délicatesse de son tissu. Nous verrons, du reste, dans la suite, un grand nombre de faits venir à l'appui de cette proposition.

---

§ V.

Deuxième loi, ou *loi d'habitude.* — Que toute cause de contraction a d'autant moins d'action sur une partie qu'elle agit plus souvent sur elle, et réciproquement.

S'il y a quelque chose d'incontestable dans la vie, c'est assurément l'effet de l'habitude. Plus souvent une partie subit une action, moins elle y devient sensible. Qu'un être vivant, par exemple, soit transplanté tout à coup au milieu de causes qui lui soient étrangères, il y est d'abord extrêmement sensible, mais bientôt il s'habitue à leur action et vit librement au milieu d'elles : l'habitant du Midi endure le froid avec peine, l'homme du Nord supporte peu la chaleur; mais s'ils habitent l'un et l'autre un nouveau climat, ils ne tardent pas à souffrir beaucoup moins de ces causes.

L'effet de l'habitude peut même être porté jusqu'au point d'annuler l'action délétère des substances les plus nuisibles. Mithridate a dû renoncer au poison qui n'avait plus d'action sur lui par le long usage qu'il en avait fait, et de nos jours, les Orientaux consomment l'opium à la dose d'un poison violent, sans en éprouver d'autre effet qu'une légère ivresse.

Ce qui a lieu pour l'être considéré dans son ensemble, s'observe également pour chacune de ses parties. Ainsi, le tabac, qui d'abord excite de nombreux éternuments, finit bientôt par impressionner à peine la membrane du nez. La main se fait aux plus rudes travaux, et l'urine, irritante pour tout autre organe, ne l'est point pour la vessie. De quelque côté que l'on se tourne, les résultats sont les mêmes et la règle ne souffre pas d'exception.

C'est donc une vérité bien établie que toute cause perd de son intensité à l'égard d'une partie habituée à son contact, et les causes de contraction ont ainsi elles-mêmes d'autant moins d'action sur une partie qu'elles agissent plus souvent sur elle.

La seule conclusion que nous tirerons pour le moment de cette loi d'habitude, c'est que les causes de contraction agiront d'autant mieux dans le sens de la dilatation que la partie sur laquelle elles s'exercent sera plus habituée à leur action ; dans le sens de la contraction au contraire que cette habitude sera moindre (1).

Bien d'autres conséquences découlent encore de la même loi, mais nous aurons occasion de les signaler à mesure que nous avancerons.

(1) Voir la fin du § 1.

§ VI.

Que les lois de la contraction ont entre elles des rapports assez étroits pour penser qu'elles ne constituent au fond qu'une seule et même loi.

On ne voit pas de prime abord quels rapports ont entre elles les lois précédentes, et cependant ces rapports sont tellement étroits qu'elles tendent à se confondre. Ainsi, nous avons vu comment la loi d'opposition découle de la propriété qu'a la force de contraction de se retremper par le repos et de s'épuiser, au contraire, par l'action (1). Mais, d'un autre côté, la loi d'habitude en découle aussi à quelques égards ; car, en vertu de cette

(1) Voir la fin du § III et le commencement du § IV.

loi, une partie est d'autant plus sensible à l'action des causes de contraction, qu'elle y est moins fréquemment soumise ; en d'autres termes, qu'elle est moins souvent exercée, puisqu'il n'y a que les causes de contraction qui puissent la mettre en jeu. Or, c'est là précisément encore l'une des conséquences les plus directes de la propriété dont nous parlons (1). Voilà donc deux lois qui découlent d'un même principe et qui se rapprochent déjà par ce point.

Mais ce ne sont pas là les seuls rapports qu'elles présentent. Nous démontrerons comment, en vertu de la loi d'opposition, une partie devient plus dense à mesure qu'on l'exerce davantage. Dans cet état,

(1) Voir la fin du § III.

elle devient moins sensible aux causes de contraction (1). La loi d'opposition conduit donc ici aux mêmes résultats que la loi d'habitude, et c'est un nouveau trait de ressemblance que ces lois ont entre elles. Il y a des faits, d'ailleurs, dans lesquels leur action s'enchaîne d'une façon si étroite, qu'il n'est plus possible de les distinguer l'une de l'autre et de faire la part à chacune d'elles.

Mais lors même qu'elles ne tendraient pas à se confondre comme elles le font, il n'en serait pas moins certain qu'il n'en existe qu'une seule, car deux lois indépendantes l'une de l'autre ne pourraient s'harmoniser entre elles au point de ne jamais se nuire et de concourir dans un ac-

(1) Voir la fin du § IV.

cord toujours parfait à un seul et même but.

Sans doute, il eût été préférable de trouver cette loi unique, mais cela importe peu si l'on a pu saisir les conséquences qui en découlent, puisque connaître les conséquences d'un principe, c'est connaître tout ce que l'on a intérêt d'en savoir.

Nous verrons, à mesure que nous avancerons, tout le parti que la nature sait tirer des lois de la contraction, soit pour déterminer les fonctions de nos organes, soit pour en mettre la sensibilité dans les rapports les plus convenables avec l'intensité des causes au milieu desquelles ils vivent, soit enfin pour atteindre le but qu'elle se propose par la vie, la conservation de l'individu.

DEUXIÈME PARTIE.

PHÉNOMÈNES DE LA NUTRITION

CHAPITRE III.

DE LA CIRCULATION DU SANG.

§ VII.

Coup d'œil général sur les dispositions anatomiques de l'appareil circulatoire.

L'appareil circulatoire, creux dans toute son étendue, est toujours rempli par le sang. Il est formé par la rencontre de deux grands arcs qui se divisent à l'infini, par un bout dans les poumons, par l'autre dans tous les organes, pour donner naissance aux capillaires. Composé moitié par des veines, moitié par des artères, chacun de ces arcs rejoint l'autre par ses deux bouts, de manière à ce que les artères de l'un s'abouchent avec les veines de l'autre, par l'intermédiaire des capillaires, et qu'il résulte de cette union un véritable cercle (1). Enfin, vers le milieu de leur étendue et au même niveau, tous deux se renflent et se rapprochent pour constituer le cœur, véritable nœud qui, dans chacun d'eux, relie de nouveau

(1) Les capillaires sont ainsi des vaisseaux extrêmement déliés qui naissent de la division des artères et des veines, et qui servent de passage pour aller des unes aux autres.

l'une à l'autre les deux espèces de vaisseaux.

Le cœur, organe épais et charnu, est ainsi formé par le rapprochement de deux parties distinctes, situées l'une à droite, l'autre à gauche, la première à parois moins épaisses que la seconde, et ces parties, qui n'ont entre elles aucune communication directe, sont comme deux cœurs adossés l'un à l'autre.

Chacun de ces cœurs est partagé en deux cavités; l'oreillette en haut, plus petite et beaucoup plus mince; le ventricule en bas, plus grand et plus charnu; mais la cloison valvulaire qui les sépare s'ouvre du coté du ventricule, et, faisant ainsi l'office d'une soupape, permet à la première de ces cavités de se vider dans la seconde. Pour compléter chacun des arcs dont nous venons de parler, chaque cœur se continue avec les veines par son oreillette et avec les artères par son ventricule. Enfin, les orifices de ces vaisseaux sont munis de valvules qui, s'ouvrant dans le même sens que la soupape précédente, laissent bien passer le sang des veines dans l'oreillette, de celle-ci dans le ventricule et du ventricule dans les artères, mais l'empêchent de jamais revenir sur ses pas (1) ; le sang ne peut ainsi arriver au cœur que par les veines et n'en sortir que par les artères.

Si maintenant nous rappelons que le

(1) Il est vrai que les orifices des troncs veineux n'ont que des valvules imparfaites, et même que quelques-uns en sont complétement privés ; mais aussi nous verrons, en parlant de l'action de ces vaisseaux, que ces valvules leur sont peu nécessaires.

cœur gauche reçoit toutes ses veines des poumons, tandis que ses artères vont toutes dans les organes ; que le cœur droit, au contraire, reçoit toutes ses veines de ceux-ci et fournit toutes les artères qui vont à ceux-là, nous comprendrons comment le sang ne peut aller, dans le premier arc, que des poumons aux organes, et, dans le second, que des organes aux poumons. Or, nous venons de voir que ces arcs communiquent ensemble, au moyen des capillaires, par chacune de leurs extrémités ; le sang, après avoir parcouru le premier, passera donc dans le second pour revenir à son point de départ et recommencer le même circuit.

Dans ce trajet, il sera forcé de se ramasser deux fois au cœur et deux fois de se disperser dans les capillaires, où il subit des modifications que nous étudierons plus tard et qui diffèrent suivant qu'il traverse les capillaires pulmonaires ou les capillaires généraux.

Pour terminer cet aperçu, nous ajouterons que les veines, considérées dans leur ensemble, ont une capacité double environ de celle des artères, et qu'elles suivent presque exactement toutes les ramifications de ces vaisseaux ; que les capillaires, enfin, sont tellement nombreux, qu'ils envahissent les tissus organiques dans toutes leurs parties et semblent concourir à en constituer la trame.

---

§ VIII.

De l'action du sang sur le cœur. — Pourquoi le cœur, sous l'impression du sang, se contracte et se dilate alternativement sans jamais s'arrêter, et pourquoi la contraction des ventricules alterne toujours avec celle des oreillettes.

Le cœur, situé dans la poitrine, est protégé par sa position contre l'action de toute cause extérieure, tandis que sa surface intérieure est continuellement frôlée par le sang.

Or, je suppose que le sang arrive dans un moment où le cœur soit dilaté. En vertu de la loi d'opposition, il déterminera un excès de contraction dans l'organe surpris en cet état, et, celle-ci produite, il deviendra cause de dilatation. Le cœur oscillera donc sous l'impression du liquide, comme le fait la pupille sous celle de la lumière (1).

Mais l'appareil circulatoire étant toujours rempli par le sang, l'organe ne peut se dilater sans qu'une plus grande quantité de liquide y arrive aussitôt. La cause, devenue plus abondante, en augmente d'efficacité à l'égard de l'organe qu'elle impressionne sur une plus grande étendue, et ce surcroît d'action, s'a-

(1) Les oscillations du cœur auraient également lieu si l'organe était contracté au moment où nous supposons que commence l'action. Les raisons sont encore les mêmes ici que pour la pupille. (Voir le § IV.)

joutant aux causes qui précèdent, produit sur le cœur ce que produirait, sur un pendule, une légère impulsion qu'on lui imprimerait dans le sens de ses oscillations pour entretenir ses mouvements.

D'un autre côté, le cœur, en se contractant, chasse le sang qu'il contient. La cause en perd de son action par des raisons opposées à celles qui précèdent, et n'en agit que mieux dans le sens de la dilatation (1). Le cœur reçoit ainsi, à chaque mouvement de *va-et-vient* qu'il exécute, une double impulsion surajoutée bien propre à entretenir ses mouvements, et tandis que les oscillations de la pupille s'amortissent par la résistance des tissus, celles du cœur, regagnant d'un

(1) Voir la fin du § I.

côté ce qu'elles perdent de l'autre, n'ont plus aucune tendance à s'arrêter (1).

A chaque mouvement de dilatation, d'ailleurs, qu'exécute l'organe, le flot de sang qui s'y porte met vivement en jeu ses soupapes, et le coup de fouet qui en résulte, se produisant toujours du côté de la cavité qui vient de se dilater, s'ajoute encore aux causes précédentes pour ramener la contraction.

Admettons, toutefois, que, malgré le concours de toutes ces causes, le cœur finisse par s'arrêter. — Il faut, pour qu'il cesse d'agir, qu'il se soit arrêté juste au degré de contraction que le sang est capable de déterminer : sans cette condition, il se trouverait dans les circonstan-

(1) Ces résultats tiennent ainsi aux dispositions particulières de l'organe.

ces voulues, soit pour se contracter, soit pour se dilater, et dès lors il continuerait de battre. Or, qu'arrivera-t-il si, pendant ce temps d'arrêt, on vient à exciter une autre partie du corps ?

Prenons un exemple, et supposons qu'une vapeur irritante soit portée dans le poumon. Cette cause de contraction n'agira pas seulement sur le poumon lui-même, mais encore sur les nombreux vaisseaux répandus à sa surface. Le sang qui les remplit refluera ailleurs, par la contraction qui en sera la suite, et, comme l'appareil circulatoire est toujours plein, le flot se répandra jusque dans le cœur, qui en sera distendu. De cette façon, le liquide sera mis en contact avec l'organe ramené à l'état de dilatation. Il déterminera dès lors toute la série des phénomènes que nous avons constatés, et les mouvements du cœur, qui s'étaient un instant suspendus, reprendront leur cours. Ainsi, dans la syncope, il suffit d'exciter quelques parties du corps ou de faire respirer des odeurs fortes, pour ramener les mouvements du cœur et faire cesser les accidents.

Cette cause vient donc s'ajouter à toutes celles qui précèdent pour entretenir les battements du cœur, et ce n'est pas la moins efficace, puisque nos organes sont continuellement soumis à toute espèce d'excitations.

Avant d'aller plus loin, nous devons résoudre une objection qui se présente naturellement à l'esprit. Le sang étant constamment en contact avec le cœur, il semblerait qu'il dût, par la loi d'habitude, perdre assez de son action à l'égard de l'organe pour n'être plus capable d'en déterminer les mouvements; mais si affaiblie que soit cette action, dès l'instant qu'elle n'est pas complétement éteinte, elle doit augmenter quand le cœur est dilaté et diminuer, au contraire, quand il est contracté. Or, c'est là tout ce qu'il faut pour que les mouvements de l'organe se produisent ainsi que nous l'avons établi.

Nous venons de voir pourquoi le cœur se contracte et se dilate successivement sous l'impression du sang et par quelles causes ses mouvements sont entretenus. Si maintenant nous considérons cet organe sous d'autres rapports, nous verrons que la contraction des oreillettes ne peut coïncider avec celle des ventricules, de sorte que ces parties ne peuvent jamais agir qu'alternativement. Supposons un instant, en effet, que l'oreillette se contracte en même temps que le ventricule. Ces deux cavités tendront à se vider l'une dans l'autre. Ce sont deux puissances qui entreront en lutte, et la plus faible devra céder à la plus forte. L'oreillette, dont les parois sont beaucoup plus minces que celles du ventricule (1) sera donc forcée de se distendre. Mais elle sera ramenée de la sorte dans les conditions voulues pour se contracter, pendant que le ventricule, de son côté, se trouve dans les conditions voulues pour se dilater. Dès la première oscillation, la contraction de l'une des cavités alternera donc avec celle de l'autre, et ce mouvement alternatif, une fois établi, se continuera sans effort.

(1) Voir § VII.

Il est vrai que le ventricule ne peut se vider dans l'oreillette, comme nous semblons l'avoir admis; mais si les deux cavités se contractaient en même temps, le liquide qu'il contient tendrait à y passer et soulèverait la large soupape qui l'en sépare; celle-ci soulèverait à son tour le liquide qui la baigne en dessus et déterminerait ainsi, du côté de l'oreillette, un reflux suffisant pour produire les effets que nous avons signalés.

Il nous reste à examiner dans quel but se font les mouvements dont nous venons de préciser les causes. Dès le paragraphe suivant, nous verrons comment ils entraînent la circulation du sang et, plus tard, comment ils concourent à l'accomplissement des phénomènes de la nutrition proprement dite, des absorptions et des sécrétions, sans lesquels la vie n'a plus d'objet.

---

§ IX.

De l'action du cœur sur le sang. — Que le cœur en se contractant pousse le sang dans les artères, et qu'il l'aspire dans les veines, en se dilatant.

Personne ne conteste que le cœur, dans sa contraction, n'agisse à la manière d'une pompe foulante. En revenant sur lui-même, il presse sur le liquide qui le remplit et le pousse nécessairement ailleurs. Pour mettre en doute ce résultat, il faudrait douter aussi que la contraction fût un phénomène actif; car, s'il y a action, celle-ci doit produire ses effets, et elle est ici trop manifeste pour être contestée. Aussi personne n'admet-il que le cœur ne revienne sur lui-même que parce que le sang est appelé dans un autre lieu.

Par la même raison, si la dilatation constitue elle-même un phénomène actif, l'organe, en se dilatant, doit agir à la manière d'une pompe dont on soulève le piston, et aspirer le sang. Mais l'activité du phénomène étant ici moins manifeste, on ne retrouve plus le même accord parmi les physiologistes; et, généralement, on admet que le cœur, dans l'intervalle des contractions, ne fait que se laisser remplir par l'arrivée du sang qui en écarte les parois.

Pour nous, qui avons démontré que

la dilatation se fait elle-même activement (1), la question se trouve résolue dans un sens tout opposé; mais, comme l'action aspirante du cœur est un fait contesté, nous devons nous appuyer sur d'autres preuves. Établissons d'abord quelques faits qui sont nécessaires à notre démonstration.

Quand on lie un vaisseau, il ne tarde pas à s'oblitérer dans celles de ses parties que le sang ne traverse plus, tandis que les branches voisines augmentent de volume jusqu'à ce qu'elles se soient accrues de toute la capacité du vaisseau qui a été lié. La même quantité de sang devant passer de la partie située au-dessus de la ligature dans celle qui est au-

(1) Voir § II.

dessous, le liquide est forcé de s'écouler avec plus de rapidité par les branches latérales, comme dans un fleuve dont on embarrasse le cours. Mais, en vertu d'un principe de physique, en même temps qu'il accélère sa marche, il prend un appui plus grand sur les parois rétrécies du canal ; et ces vaisseaux se trouvent ainsi distendus par une force nouvelle qui agit sans relâche. Ils y résistent d'abord; mais la lutte ayant pour effet d'épuiser leur force de contraction (1), ils finissent par céder de plus en plus, jusqu'à ce que leur calibre offre enfin un écoulement facile au liquide.

Quoi qu'il en soit, d'ailleurs, de l'explication, le fait n'en existe pas moins ; et

(1) Voir § III.

différents des canaux physiques, les vaisseaux sanguins augmentent ou diminuent de capacité, suivant le besoin, pour s'ajuster toujours au volume du liquide qui les parcourt. Or, on observe que la capacité des veines, aussi bien que celle des artères, diminue à mesure qu'on approche du cœur, la somme des branches qu'elles fournissent l'emportant toujours en capacité sur le tronc.

Qu'en ont conclu les physiologistes? Ils ont dit : Puisque le sang remplit l'appareil circulatoire, il ne peut avancer dans l'une des sections de cet appareil sans avancer dans toutes de la même quantité; et dès lors le rétrécissement des veines à la proximité du cœur a pour effet d'en accélérer le cours vers cet organe.

Mais si le sang, comme ils le supposent, n'avançait dans ces vaisseaux que poussé des capillaires vers le cœur, les résistances augmentant à mesure que le liquide s'éloigne de la puissance qui le meut, son cours se ralentirait et la capacité des veines, d'après ce qui précède, irait en augmentant, au lieu de diminuer. Si donc on observe le contraire, c'est que la puissance qui fait avancer le sang dans les veines réside principalement dans l'organe vers lequel il se porte : en d'autres termes, c'est qu'il est aspiré par le cœur. Il fallait donc renverser la proposition, et dire : La capacité des veines se rétrécit, comme celle des artères, à la proximité du cœur, parce que le sang, emporté par l'action de cet organe, va d'autant plus vite qu'il en est plus près.

Ainsi donc, il est démontré pour nous que le cœur aspire le sang dans les veines, et qu'il le pousse dans les artères. Mais nous pouvons aller plus loin. — Comme on peut évaluer la capacité des veines au double environ de celle des artères qui leur correspondent (1), on doit en conclure que le sang y va moitié moins vite que dans ces derniers vaisseaux, et conséquemment, que le cœur aspire le sang dans les veines avec moitié moins de force qu'il ne le pousse dans les artères.

Nous n'avons considéré jusqu'ici l'action du cœur sur le sang que d'une manière générale; mais toutes les parties de cet organe n'agissent pas en même temps (2). Nous savons que la contrac-

(1) Voir la fin du § VII.

(2) Voir le § VIII.

tion de l'oreillette alterne toujours avec celle du ventricule, de façon à ce que l'une de ces cavités se contracte pendant que l'autre se dilate, et réciproquement. Or, il résulte de ce mouvement alternatif des conséquences importantes qu'il nous reste à examiner.

Par suite de la disposition des valvules du cœur (1), le ventricule, en se contractant, pousse le sang qu'il contient dans les artères, en même temps que par sa dilatation l'oreillette puise d'autre sang dans les veines. Quand ensuite le ventricule se dilate, son impulsion cesse dans les artères, et il prend à l'oreillette tout le liquide dont elle vient de se remplir, et qu'elle lui transmet, d'ailleurs,

(1) Voir § VII.

par sa contraction ; mais, comme il l'emporte sur elle en capacité (1), il n'y trouve pas de quoi se pourvoir. L'aspiration, résultant de sa dilatation, se fait ainsi ressentir jusque dans les veines, et continue celle qu'a commencée l'oreillette.

Il résulte de ces circonstances que l'action impulsive du cœur est intermittente, et que l'aspiration s'y fait, au contraire, sans interruption : aussi y a-t-il des valvules sûres et solides aux orifices des artères, pour empêcher que le sang, dans l'intervalle des contractions du ventricule, ne reflue de ces vaisseaux vers le cœur, tandis qu'il en existe à peine aux orifices des troncs veineux, dans lesquels l'aspiration ne se relâche jamais.

(1) Voir § VII.

§ X.

De l'action des artères et des veines dans la circulation. — Comment ces vaisseaux viennent en aide à l'action du cœur.

Par des raisons semblables à celles que nous avons données en parlant du cœur, les vaisseaux sont tenus d'agir, sous l'impression du sang qui les parcourt, exactement comme le fait cet organe lui-même, et la contraction des artères, d'alterner avec celle du ventricule (1).

Il résulte de cette combinaison de mouvements que l'espace s'agrandit dans les artères à mesure que le ventricule y lance du liquide. L'action du cœur en est sou-

(1) Voir § VIII.

lagée, mais l'effort du sang, soit contre les parois artérielles, soit du côté des capillaires, s'en trouve en grande partie neutralisé.

Ce premier temps passé, les rôles changent, et le sang comprimé dans toute l'étendue de l'artère par la contraction du vaisseau tend à refluer, d'une part, vers le ventricule qui se dilate, et, de l'autre, vers les capillaires. Mais, du côté du cœur, il rencontre un obstacle infranchissable dans les valvules qui se ferment hermétiquement devant lui, et tout l'effort se fait ainsi sentir du côté des capillaires.

Il suit de là, non-seulement que les artères soulagent le cœur, en ménageant, par leur dilatation, de l'espace au liquide que cet organe leur envoie, mais encore qu'elles continuent l'action du ventricule en se contractant immédiatement après lui, et qu'elles lui viennent ainsi doublement en aide.

D'un autre côté, comme la dilatation du vaisseau a pour effet d'annuler en grande partie l'impulsion du liquide, tandis que sa contraction a pour résultat, au contraire, de l'activer, le sang doit avancer par bonds dans les artères, et, ainsi qu'on l'observe en effet, sortir par jets intermittents d'une blessure faite à ces vaisseaux.—Si, comme les physiologistes semblent le croire, les artères ne faisaient que céder à l'impulsion du liquide en se laissant passivement distendre par lui, le jet ne serait pas interrompu de la sorte; car, dès l'instant que l'artère bat sous le doigt, il faut bien admettre, dans leur supposition, que dans l'intervalle des contractions du ventricule, elle revient sur elle-même par son élasticité. Or la contraction du ventricule produirait un premier jet, et celui-ci serait entretenu par la réaction de l'artère, comme cela a lieu, par un mécanisme analogue, dans un soufflet à double vent. Pourquoi, d'ailleurs, les vaisseaux n'obéiraient-ils pas aux mêmes lois que tous les autres tissus vivants?

Passons à l'action des veines et supposons qu'elles soient contractées dans le moment où elles subissent l'impression du sang. Dans cet état, en vertu de la loi d'opposition, elles tendront à se dilater. Mais nous avons vu qu'il se fait, par l'action du cœur, une aspiration non interrompue dans ces vaisseaux (1). Pour que la veine obéît à son mouvement, il faudrait

(1) Voir § IX.

donc que sa force de dilatation l'emportât sur celle du cœur, ce qui n'est pas possible puisque le cœur a bien autrement de puissance qu'elle n'en a elle-même. Elle fait donc continuellement effort pour se dilater sans pouvoir jamais y parvenir, et cet effort a pour résultat de soutenir le vide et d'aider encore le cœur dans son action aspirante (1).

La veine ne donnera donc pas de battements comme le font les artères, et le sang y coulera par un jet continu. Mais si le cœur, par accident (2), devenait impuis-

(1) Sans cette action remarquable des veines, il serait possible que le vide qui s'y fait par l'action du cœur fût capable de déterminer l'application des parois du vaisseau l'une contre l'autre, et d'arrêter ainsi le cours du liquide.

(2) Dans le cas, par exemple, d'une dilatation anévrismale de l'oreillette.

sant à faire le vide dans l'un de ses mouvements, la veine, pouvant par cela même obéir au sien, se dilaterait aussitôt et suppléerait ainsi à l'insuffisance de l'organe. Puis, dès que celui-ci reprendrait son aspiration elle rentrerait dans ses limites pour se dilater encore par le retour périodique des mêmes causes. Il y aurait alors un pouls veineux dont on comprend l'utilité. Seulement comme c'est du cœur que reflue le sang, c'est près de cet organe aussi que la veine se dilaterait d'abord. Or, je suppose que le tronc de la veine se soit ainsi amplifié suffisamment pour rétablir le vide un instant interrompu. La dilatation ne pourra pas aller plus loin, car les parois du vaisseau, s'amincissant à mesure qu'on s'éloigne du cœur, s'affaiblissent dans la même proportion, et le tronc en se dilatant comprimera le mouvement de dilatation des branches, exactement comme la dilatation du cœur comprime celui des veines. Aussi le pouls veineux, quand il existe, se fait-il rarement sentir jusque dans les membres.

Si la veine, au lieu d'être contractée, comme nous l'avons supposé en commençant, se trouvait au contraire dilatée, les résultats seraient exactement les mêmes, car elle serait immédiatement ramenée, pour n'en plus sortir, à l'état de contraction où nous l'avons prise.

---

§ XI.

De l'action des vaisseaux capillaires dans la circulation. — Qu'ils participent à l'action des artères et à celle des veines, et que le sang, poussé dans leur moitié artérielle, est au contraire aspiré dans leur moitié veineuse. — Nouvelles preuves à l'appui de l'aspiration qui se fait vers le cœur.

Les capillaires participant à la fois des artères et des veines puisqu'ils terminent les unes et commencent les autres (1), doivent participer de même à l'action de ces deux espèces de vaisseaux. Ainsi, dans leur moitié artérielle, ils se dilateront pour recevoir le sang et réagiront ensuite concurremment avec les artères pour le

(1) Voir § VII.

pousser plus avant. Dans leur moitié veineuse, au contraire, ils feront constamment effort pour se dilater, et aideront à l'action aspirante des veines (1).

Les raisons sont les mêmes que pour les vaisseaux dont ils font respectivement partie ; car il n'y a pas de motif, pour que les artères et les veines n'agissent pas d'une même façon dans toute leur étendue, c'est-à-dire depuis le cœur jusqu'au point qui sert de passage des unes aux autres. Seulement, il y a ici quelque chose à remarquer : les vaisseaux ne peuvent se ramifier sans que l'étendue de leurs parois n'augmente en proportion des divi-

(1) Voir § X. — C'est ainsi qu'en dernière analyse toutes les parties de l'appareil circulatoire arrivent à s'aider, et, au besoin, à se suppléer entre elles.

sions qu'ils subissent (1); et comme nous venons de voir que toutes ces parois ont une action sur la circulation du sang, c'est au niveau des capillaires, où cette division est poussée le plus loin, que cette action est aussi le plus prononcée (2). Les vaisseaux agissent ainsi sur le sang pour le faire circuler en raison même des résistances qu'il éprouve dans son

(1) Il suffit d'ouvrir un vaisseau dans toute sa longueur et de l'étaler sur un plan pour s'assurer dans quelle progression rapide l'étendue des parois augmente à mesure que le vaisseau se divise davantage. C'est là d'ailleurs une conséquence géométrique.

(2) C'est sans doute ce résultat qui a fait penser à quelques physiologistes que les capillaires jouissent d'une action qui leur est propre, comme si chaque partie avait une manière d'être différente; tandis qu'au contraire toutes les différences qu'on observe tiennent à ce que cette manière d'être est partout la même.

cours, et le liquide par là n'est jamais en risque de s'arrêter.

Malgré la similitude d'action qu'il y a entre les artères et les capillaires artériels, ceux-ci sont tellement petits que leurs mouvements sont le plus souvent inappréciables. Il suit de là qu'on observe rarement des pulsations dans ces vaisseaux, et encore faut-il que les battements en soient exagérés, comme cela a lieu dans l'irritation par exemple, pour qu'ils deviennent apparents.

Cette petitesse extrême des capillaires est cause encore que le sang n'en jaillit pas comme d'une plaie faite à une artère. Les points de contact sont tellement multipliés entre le liquide et les parois, que la cohésion le retient au vaisseau et ne lui permet de s'en détacher qu'au prix de son impulsion. C'est l'exemple d'un liquide qui fuit d'un vase par une ouverture capillaire, tandis qu'il en jaillirait par une ouverture plus grande.

Bien que les capillaires ne soient en réalité que des artères et des veines remarquables seulement par leur petitesse extrême, on peut cependant les séparer par la pensée du reste de l'appareil circulatoire et les considérer à part.

Envisagés sous ce point de vue, ils constituent un système de vaisseaux, dans lequel le sang, poussé par un bout et aspiré par l'autre, est mû dans un même sens par une double force; seulement il est nécessaire, pour que ce système fonctionne régulièrement, qu'il communique librement avec le cœur, d'un côté, par l'intermédiaire des artères, et de l'autre, par celui des veines. Sans la première de ces conditions, le sang n'y serait plus qu'aspiré par un bout; sans la seconde, il n'y serait plus que poussé par l'autre. Dans le premier cas, le système dans toute son étendue n'agirait plus qu'à la manière des veines, et dans le second, qu'à la manière des artères (1).

(1) En effet, supposons qu'une artère soit liée. *Les capillaires artériels* qui en naissent, après s'être contractés, tendront à se dilater sous l'impression du liquide qu'ils contiennent; mais, comme par le fait de la ligature ils ne reçoivent plus de sang de l'artère, leur mouvement de dilatation sera comprimé par la force d'aspiration du cœur qui se fera sentir jusqu'à eux, et ils *agiront ainsi à la manière des veines.* (Voir § X.)

Si c'est la veine, au contraire, dont on intercepte le cours, *les capillaires veineux*, se trouvant par cela même soustraits à l'aspiration du cœur, se dilateront pour recevoir le sang qui leur vient de l'artère et réagi-

Il suit de là que si on lie une artère, celle-ci n'en sera pas moins vidée, à partir de la ligature, par l'aspiration des capillaires qui la suivent, de la veine et du cœur. Si, au contraire, c'est la veine qu'on lie, tant qu'elle pourra se distendre, elle continuera de recevoir du sang, en deçà de la ligature, par l'effort combiné de toutes les parties de l'appareil circulatoire qui la précèdent.

Les faits confirment tellement ces prévisions de la théorie, qu'ils lui fournissent une preuve de plus, et cette preuve a d'autant plus de valeur à nos yeux, que ces mêmes faits renversent, au con-

ront ensuite concurremment avec ce vaisseau pour le pousser dans la veine. C'est-à-dire qu'ils *agiront à la manière des artères.* (Voir le même paragraphe.)

traire, la plupart des opinions admises jusqu'à ce jour.

Ainsi, quand on comprime une veine, non-seulement elle gonfle en deçà du point comprimé, mais encore elle s'affaisse, par l'action du cœur, au delà de ce même point. Or, si le sang n'avançait dans les veines qu'en vertu d'une impulsion qui lui vînt du côté des capillaires, ce dernier résultat ne pourrait avoir lieu.

D'un autre côté, si l'on vient à piquer la veine en deçà de la ligature, le sang jaillit aussitôt par la plaie. Le liquide, en effet, continuant d'arriver dans le vaisseau, par les capillaires, continue aussi de faire effort pour en sortir. Mais dès qu'on suspend la compression, le jet s'arrête. — On concevrait bien que ce résultat pût encore avoir lieu sans l'aspiration qui se fait vers le cœur, si la plaie était située de telle façon que le sang tendît à se porter vers cet organe par son propre poids : dans le cas, par exemple, où, après une saignée, on élèverait le bras. Mais s'il est obligé de remonter contre l'action de la pesanteur, on ne conçoit plus, sans cette aspiration, qu'il cesse de sortir, puisque alors, l'impulsion provenant d'en bas, toute la colonne de liquide située au-dessus de la plaie pèserait de tout son poids sur l'ouverture.

---

§ XII.

De l'action de l'appareil circulatoire considéré dans son ensemble.

Jusqu'ici nous avons étudié séparément, pour plus de clarté, l'action de chacune des parties de l'appareil circulatoire dans ses causes et dans ses effets : ainsi, nous avons vu quels mouvements y détermine l'impression du sang, et quelle action ces mouvements ont, dans chacune d'elles, sur la marche du liquide.

Mais le sang, remplissant l'appareil, en fait agir simultanément toutes les parties, et circule ainsi en masse par leur action combinée. C'est sous ce dernier rapport que nous avons à considérer la circulation, pour achever de donner la raison des phénomènes qu'elle embrasse.

Nous avons vu comment le cœur appelle continuellement à lui le sang des veines, d'abord par la dilatation de son oreillette, puis par celles de son ventricule, l'une commençant aussitôt que l'autre cesse de se produire (1); comment les veines, en faisant sans cesse effort pour se dilater, concourent elles-mêmes à ce résultat (2); comment, enfin, les capillaires veineux, par une action semblable, viennent s'associer à ce travail (3). Il suit de là que, dans chacun des arcs de l'appareil circulatoire, non-seulement le cœur aspire le sang des veines, mais encore

(1) Voir § IX.

(2) Voir § X.

(3) Voir § XI.

que les veines aspirent celui des capillaires veineux, et ceux-ci celui des capillaires artériels, en même temps que, par d'autres actions, le cœur pousse dans les artères, les artères dans leurs capillaires, et ceux-ci dans les capillaires veineux, le sang puisé dans les veines par les actions précédentes (1).

Le sang, par ce concours d'actions, procède donc en masse dans ses vaisseaux mû par une double force, et chacun des arcs de l'appareil verse sans cesse par un bout autant de sang qu'il en puise par l'autre, dans l'arc voisin, de façon à toujours se remplir et se vider sans jamais s'épuiser. C'est ainsi encore qu'il passe constamment par les capillaires pul-

(1) Voir les mêmes paragraphes.

monaires autant de sang que par les capillaires généraux; qu'il en entre dans le cœur autant qu'il en sort; que la même quantité de liquide traverse les artères et les veines, le cœur droit et le cœur gauche; que le sang, enfin, continuellement agité dans ses vaisseaux, est sans cesse dispersé par le corps, puis ramassé dans le cœur, de manière à ce que les éléments divers qui entrent dans sa composition et ceux qu'il recueille, chemin faisant, soient toujours dans un état de parfait mélange.

Ce qu'il y a de plus remarquable dans tout ceci, c'est que le sang qui doit circuler devient précisément la cause qui détermine les actions les plus propres à amener ce résultat, quoique la force qu'il met en jeu n'ait qu'une seule manière d'agir, et produise ses effets en aveugle. Quelle suprême intelligence n'a-t-il pas fallu pour prévoir et préparer les résultats de cette force unique, quand on songe que celle-ci suffit encore, comme nous le verrons, à la production de tous les autres phénomènes de la vie, quelque nombreux et variés qu'ils soient, et que jamais elle ne donne un seul résultat inutile au but que poursuit la nature!

CHAPITRE IV.

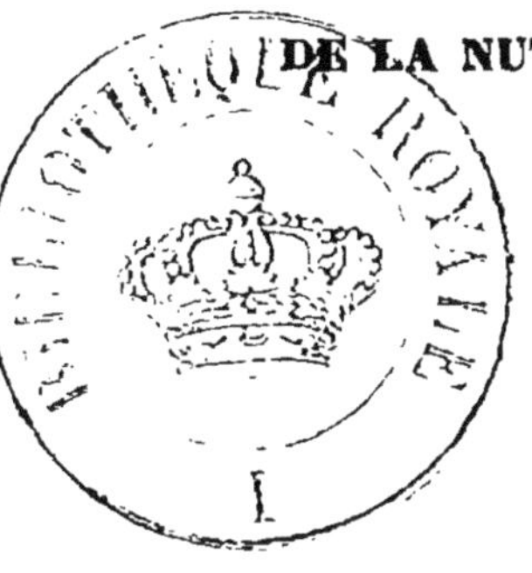

DE LA NUTRITION PROPREMENT DITE.

§ XIII.

Que la substance du corps se renouvelle sans cesse par parties, et que ce renouvellement se fait par l'intermédiaire du sang qui contient ainsi les éléments de tous nos organes.

Les corps vivants répandent continuellement au dehors des produits abondants par les sécrétions, et ils subiraient des pertes considérables sans les absorptions qui travaillent sans relâche à les réparer. Ainsi, en même temps que l'urine, la sueur, les larmes emportent une foule de produits, les organes d'absorption, au premier rang desquels il faut placer l'appareil digestif, subviennent à toutes ces pertes par l'introduction dans le corps de principes nouveaux.

Mais bien que cet échange de produits ne s'accomplisse que sur des surfaces communiquant avec l'extérieur, les effets s'en font ressentir jusque dans la profondeur de nos organes, qui tous fournissent ainsi leur part aux sécrétions et sont admis au partage des principes nouveaux introduits par les absorptions.

Quand on observe la diète, en effet, les sécrétions n'en continuent pas moins, et toutes les parties du corps diminuent de volume, en sorte qu'elles contribuent manifestement aux sécrétions par une perte de leur substance. D'un autre côté, ce que la diète leur a fait perdre, elles le récupèrent par la nourriture, et les absorptions leur restituent ainsi ce que les sécrétions leur avaient pris. — Si nos organes, dans ces deux cas, participent aux sécrétions et aux absorptions, en fournissant des matériaux aux unes et en prenant part aux produits que donnent les autres, on doit admettre qu'il en est de même encore quand ces deux ordres de fonctions marchent de concert, et si le corps alors n'augmente ni ne diminue, c'est que la réparation équivaut à la perte.

Les produits des absorptions se distribuent donc dans nos organes pour y être repris ensuite, puis versés au dehors, et le corps est dans un état continuel de composition et de décomposition, au milieu duquel il ne conserve que l'apparence d'un état invariable.

Au reste, ces faits sont directement confirmés par l'expérience. Quand on mêle de la garance à des aliments, les os de l'animal qui s'en nourrit ne tardent pas à rougir. Dès qu'on en suspend l'usage, au contraire, ils perdent insensiblement la nuance qu'ils avaient acquise. La couleur remarquable de la substance permet ici d'en suivre la trace et de la voir en quelque sorte pénétrer dans l'organe, puis en sortir.

Mais il n'y a qu'un liquide qui puisse recueillir ainsi des matériaux dans un point pour les porter et les distribuer dans d'autres, et, parmi les liquides, il n'y a que le sang qui puisse pourvoir à tous ces besoins, puisque seul il pénètre dans toutes les parties du corps.

Or, quand on tire du sang de quelque artère que ce soit, il est rutilant et léger, vif en quelque sorte; quand on le tire des veines, au contraire, il est noir, épais et semble lourd. Le liquide change donc de nature en passant des artères dans les veines. C'est donc dans ce passage, c'est-à-dire au niveau des capillaires, que se fait l'échange de produits dont nous venons de parler; si bien que ces produits tamiseraient pour ainsi dire à travers les parois de ces vaisseaux, soit pour pénétrer dans l'organe, soit pour en sortir.

Mais si le sang promène ainsi par tout le corps les matériaux provenant de la décomposition de tous nos organes et d'autres matériaux destinés à réparer les pertes qu'ils subissent, il faut bien admettre qu'il renferme constamment en lui les éléments de toutes les parties qui entrent dans la composition du corps.

En résumé donc, non-seulement la substance de notre corps se renouvelle sans cesse par parties, mais encore ce renouvellement se fait au moyen du sang et des vaisseaux.

C'est l'ensemble de ces phénomènes qui constitue ce qu'on appelle la nutrition. Nous allons étudier les causes en vertu desquelles ils se produisent, et rechercher dans quel but la nature en a préparé l'accomplissement.

---

§ XIV.

Pourquoi les éléments du sang se distribuent dans chacun de nos organes, de manière à ce que l'élément musculaire se dépose dans les muscles, l'élément osseux dans les os, etc., sans qu'il y ait jamais erreur dans cette distribution ; et pourquoi un même organe sécrète toujours les mêmes produits.

Avant de pénétrer dans le sein des parties auxquelles elles sont destinées et d'en saisir la substance dans les capillaires innombrables qu'elles fournissent, les artères glissent entre les mailles du tissu cellulaire qui sépare les organes situés sur leur passage. Elles sont ainsi, par leurs capillaires, en contact permanent avec la substance même de ces organes, et, par leur tronc, avec la sérosité du tissu cellulaire qui les sépare.

D'un autre côté, nous démontrerons qu'une impression ne peut être exercée, soit en dedans, soit en dehors d'un vaisseau, sans se faire ressentir dans toute l'épaisseur de ses parois, en sorte que les effets seront les mêmes sur quelque face qu'on l'impressionne. Ceci posé, prenons pour exemple une artère qui se distribue dans un muscle.

En vertu de la loi d'habitude, de tous les éléments du sang qui parcourent le vaisseau, c'est à l'élément musculaire que ses capillaires seront le moins sensibles, puisqu'ils plongent continuellement dans du muscle à pleine substance. Cet élément n'en sera que plus propre à déterminer la dilatation, et tous les autres seront, relativement à lui, cause de contraction (1). Partout donc, les pores vasculaires s'ouvriront sous son contact, et comme il se fait dans les artères un effort qui tend à en pousser dehors le contenu, cet élément franchira chacune des ouvertures pratiquées ainsi sur son passage, et se déposera dans l'organe.

Mais qu'un élément d'une autre nature se présente pour passer à sa suite, le pore, moins habitué à cette nouvelle action, se contractera sous l'impression et l'empêchera de sortir. Tout ce qui est musculaire passera donc dans le muscle ; tout ce qui ne l'est pas sera, au contraire, retenu dans le vaisseau.

Par la même raison, les capillaires qui se

(1) Voir les détails dans lesquels nous sommes entrés § I et § V.

distribuent dans les os ne laisseront passer à travers leurs parois que des éléments osseux, et il en sera de même pour tous les autres tissus qui n'admettront dans leur sein que des principes semblables à ceux qui les composent. De cette façon, chaque capillaire fera le triage des éléments du sang, pour en retirer ceux qui conviennent à la partie qu'il est chargé de nourrir, et de ce triage intelligent résultera l'accroissement simultané de tous les organes, sans qu'il y ait jamais erreur dans cette distribution.

Mais, dira-t-on, pourquoi les pores vasculaires ne s'ouvrent-ils pas indistinctement devant tous les éléments du sang, puisque ceux-ci circulent constamment dans le vaisseau? — Il est vrai que ce vaisseau, par sa surface intérieure, est également en contact avec chacun d'eux, mais il ne plonge que dans un seul par sa surface extérieure; il est ainsi beaucoup plus habitué à l'impression de ce dernier qu'à toute autre, et cette condition suffit pour que le phénomène se produise comme nous l'avons établi.

Prenons un autre exemple, et examinons ce qui se passera dans les capillaires artériels répandus à la surface de nos organes.—Je suppose une membrane muqueuse.—Comme elle est constamment en contact avec de la mucosité, les pores vasculaires ne s'ouvriront que devant les éléments de ce produit, qui de cette façon seront continuellement versés à la surface de l'organe. La sécrétion se fera ainsi par un mécanisme exactement semblable au précédent.

Par la même raison, le rein sécrétera toujours de l'urine, la peau toujours de la sueur, etc. Il est inutile d'insister davantage sur ce point, puisque c'est toujours la même manière d'agir et que tous ces faits sont calqués exactement les uns sur les autres. Quant à l'eau, qui fait partie constituante de tous nos tissus, et qui entre dans la composition des produits de toutes les sécrétions, elle se fera jour partout et sortira par tous les pores.

Il résulte de la manière dont se font les sécrétions, que les capillaires laisseront échapper par leurs pores d'autant plus de produits qu'il passera plus de sang par ces vaisseaux, puisqu'alors il se présentera davantage de ces produits aux orifices vasculaires. C'est ainsi que les reins, qui ont des vaisseaux énormes relativement à leur grosseur, sécrètent aussi une grande quantité de liquide, et que le volume des artères est généralement en rapport avec celui de la partie qu'elles sont appelées à nourrir.

Ceci posé, supposons que du tabac soit porté sur la membrane muqueuse du nez. Si l'organe n'est point habitué au contact de cette substance irritante, les vaisseaux répandus à sa surface se resserreront par cela même sous l'impression ; mais, en vertu de la loi d'opposition, plus la contraction sera forte, plus aussi le mouvement alternatif de dilatation et de contraction que le sang y détermine sera prononcé (1). Or, cette exagération dans l'étendue des mouvements du vaisseau y fera passer une plus grande quantité de

(1) Voir § IV.

liquide (1) ; et, comme nous venons de voir que la sécrétion augmente dans les mêmes proportions, l'abondance de cette sécrétion, en dernier résultat, se mettra d'elle-même en rapport avec le degré d'irritation occasionné par la substance. Le produit de cette sécrétion, en s'interposant, d'ailleurs, entre la membrane irritée et le corps irritant, aura pour effet de la garantir de ses atteintes, et ce résultat sera d'autant plus prononcé, que, l'action du corps étant plus vive, la partie aura plus besoin aussi d'en être préservée (2).

(1) C'est ainsi qu'une partie irritée rougit toujours par l'affluence du sang. Nous aurons occasion de revenir avec plus de détails sur ce sujet quand nous ferons les applications de nos principes à la pathologie.

(2) C'est donc ce corps lui-même qui détermine dans

Par un mécanisme exactement semblable, les aliments portés dans l'estomac y détermineront la sécrétion d'une plus grande quantité de suc gastrique. Enfin, la circulation devenant également plus active dans un organe fréquemment exercé ou irrité, les capillaires artériels y déposeront aussi plus de substance. L'organe, d'une part, en acquerra la force dont il a besoin pour subvenir à ce surcroît d'exercice, et, de l'autre, en augmentant ainsi de densité, il deviendra moins sensible à des causes qui, sans cette circonstance,

la partie toutes les actions nécessaires pour la garantir de ses propres atteintes. L'éternument qui survient ensuite par d'autres causes dont ce n'est pas le lieu de parler ici, en entraînant le produit de la sécrétion au dehors, entraîne avec lui la substance irritante, et achève d'en débarrasser l'organe.

eussent bientôt épuisé son action (1). C'est ainsi que les muscles se développeront par l'exercice des membres, et que nos organes deviendront d'autant moins sensibles à l'action des causes d'irritation, qu'ils y seront plus habituellement soumis. Résultat admirable et qui fait que les corps vivants se modifient d'eux-mêmes pour se prêter toujours aux circonstances dans lesquelles ils vivent! Nous retrouvons, d'ailleurs, dans ces faits un nouvel exemple des rapports étroits qui existent entre les lois de la contraction, rapports tels qu'elles se confondent ici d'une manière intime, et que l'une ne semble plus être que la conséquence de l'autre.

(1) Voir la fin du § IV et le § III.

Ce que nous venons de dire sur les fonctions des capillaires artériels nous dispense d'entrer dans des détails sur celles que remplit le tronc même de ces vaisseaux. C'est toujours, en effet, la même manière d'agir. Seulement, comme ce tronc n'est en contact qu'avec la sérosité qui inonde les mailles du tissu cellulaire, il n'est propre qu'à sécréter ce liquide et à entretenir ainsi l'humidité des parties par lesquelles il passe.

---

§ XV.

Par quelles causes et dans quel but les organes vivants perdent continuellement de leur substance. — Comment ils échappent à la dissolution putride.

Les veines accompagnent partout les artères et se ramifient presque exactement comme elles. Ce que nous avons dit de la disposition des unes s'applique donc également aux autres (1). Mais tandis que, dans les artères, le sang pressé de toutes parts fait effort pour sortir du vaisseau ; dans les veines, au contraire, il se produit une aspiration continuelle qui tend à y faire pénétrer ce qui leur est exté-

(1) Voir le commencement du § XIV.

rieur (1). Il est vrai que cette aspiration se fait avec moitié moins de force environ que l'impulsion qui a lieu dans les artères ; mais comme, d'un autre côté, elle s'exerce sur une surface double, elle y équivaut en dernier résultat (2).

Les veines opèrent ainsi une sorte de succion dans toutes les parties du corps, puisqu'elles les envahissent toutes par leurs capillaires, et il résulte de cette action qui leur est particulière des conséquences importantes auxquelles nous devons nous arrêter.

Prenons un exemple, et pour rendre le

(1) Voir le § X.

(2) Nous avons vu en effet, à la fin du § VII, que les veines, en somme, ont un volume double environ de celui des artères qui leur correspondent. Voir en outre le § IX.

phénomène plus sensible, examinons ce qui se passera à la surface des membranes séreuses. Ces membranes, destinées à faciliter le frottement de deux parties l'une contre l'autre, sont reployées sur elles-mêmes de manière à former un sac sans ouverture ; mais tandis que celui-ci adhère aux parties voisines par sa surface extérieure, il est libre au contraire par sa surface intérieure qui est constamment humectée par un liquide onctueux.

Les choses étant ainsi disposées, les capillaires artériels distribués à sa surface libre verseront continuellement dans sa cavité, par le mécanisme que nous connaissons (1), un liquide de même nature que celui qu'elle contient déjà. Mais que

(1) Voir § XIV.

se passera-t-il dans les capillaires veineux?

Ces vaisseaux, mis en contact permanent avec ce liquide, deviendront par l'habitude presque entièrement insensibles à son action, et leurs pores s'ouvriront devant lui comme nous l'avons vu faire dans les capillaires artériels (1). — C'est le même phénomène qui se produit dans les mêmes conditions. — Mais les pores une fois ouverts, la partie du liquide qui se présente sera absorbée dans la veine par l'aspiration qui s'y fait et portée dans le vaisseau pour s'y mêler au sang. Il y aura donc dans la cavité de la membrane séreuse, d'une part, augmentation de la quantité du liquide par l'action des capil-

(1) Voir le même paragraphe.

laires artériels, et de l'autre diminution par celle des capillaires veineux ; c'est-à-dire que cette quantité restera la même, bien que le liquide se renouvelle sans cesse, et celui-ci échappera de la sorte à la décomposition qui l'eût bientôt atteint.

Les mucosités par la même raison seront absorbées par les membranes muqueuses, les larmes par la surface qui les sécrète. Mais il y a ici une différence. Dans les membranes séreuses, les produits de la sécrétion s'accumulant dans le lieu même où ils ont été déposés, l'absorption trouve toujours un aliment sur lequel elle puisse s'exercer, et elle équivaut à peu près à la sécrétion ; sur les membranes muqueuses au contraire et à la surface sécrétante des larmes ou de l'urine, les sécrétions fournies par les capillaires artériels étant ou rejetées ou versées ailleurs à mesure qu'elles se produisent, l'absorption ne trouve plus à s'exercer aussi complétement, et la sécrétion l'emporte de beaucoup sur elle.

Examinons maintenant ce qui se passera dans le sein même des parties solides. Nous avons vu comment, à chaque instant, de la matière nouvelle vient s'ajouter à celle qui la compose (1). Mais cette matière, comme tous les produits organiques, doit subir, après un temps variable suivant sa nature, un commencement de décomposition putride. Celle-ci, d'ailleurs, doit s'emparer des particules de l'organe dans l'ordre où elles y ont été déposées et de manière à ce que les plus anciennes

(1) Voir § XIV.

l'aient déjà subie, quand les plus récentes n'en seront pas encore atteintes. Or, la décomposition putride a pour effet de disjoindre les corps ; elle détachera donc de l'organe toutes celles de ces particules qu'elle atteint, et, comme il y a partout des capillaires veineux, celles-ci viendront s'offrir d'elles-mêmes aux pores du vaisseau, à mesure qu'elles deviendront libres. Ces pores, habitués au contact de la substance, se dilateront sous leur impression et leur permettront d'entrer dans la veine par l'aspiration qui s'y fait (1).

Les choses se passeront donc de telle sorte, au sein des organes vivants, que les particules qui les composent en seront

(1) C'est encore le même phénomène qui se produit par les mêmes causes.

soutirées une à une, à mesure que la putréfaction les atteindra, pour être remplacées par des particules nouvelles, et le corps échappera, par ce moyen simple et ingénieux, à une décomposition qui l'eût infailliblement détruit.

Mais nous remarquerons qu'il ne peut y avoir de décomposition putride, si peu avancée qu'on la suppose, dans laquelle il ne se produise de l'acide carbonique. Ce gaz, d'ailleurs, ne peut se former continuellement au sein des organes sans être par cela même en contact permanent avec les capillaires veineux. Dès lors, il doit être absorbé à mesure qu'il se produit et s'incorporer au sang qui circule dans les veines.

D'un autre côté, il ne peut être mélangé avec le sang sans que celui-ci noircisse aussitôt (1). Le sang changera donc de couleur dans son passage à travers les capillaires, et, de rouge qu'il était dans les artères, il arrivera noir dans les veines ; c'est, en effet, ce que nous avons déjà constaté (2).

Nous verrons plus tard comment le sang, en passant par le poumon, se débarrasse de ce produit pour le remplacer par de l'oxygène et reprendre, dans cet organe, les caractères artériels qu'il perd ici dans son passage à travers les capillaires généraux. Nous aurons, d'ailleurs, occasion de revenir sur ces résultats que la théorie nous a conduit à découvrir, car on ne peut appuyer sur trop de preuves des

(1) C'est un fait constaté en chimie que le sang noircit par son mélange avec l'acide carbonique.

(2) Voir § XIII.

faits, qui non-seulement nous dévoilent toute l'importance de la nutrition, mais qui encore nous font connaître le secret de la nature pour conserver les corps vivants au milieu de la décomposition qui les envahit de toutes parts.

Quant aux troncs des veines, par des causes que nous avons signalées trop de fois déjà pour être obligé de les rappeler, ils puiseront simplement dans le tissu cellulaire la sérosité que les artères y versent (1).

(1) Voir la fin du § XIV.

CHAPITRE V.

DES ABSORPTIONS ET DES SÉCRÉTIONS.

§ XVI.

Dispositions anatomiques des vaisseaux et des ganglions lymphatiques. — Des fonctions qu'ils remplissent.

Les vaisseaux lymphatiques sont généralement cylindriques, peu flexueux, d'un petit diamètre et situés parallèlement les uns aux autres. Un caractère qui les distingue des vaisseaux sanguins, c'est qu'ils ne se partagent pas en branches et en rameaux, de manière à donner des divisions de plus en plus petites; ils conservent, au contraire, à peu près le même calibre dans toute leur étendue, et s'ils s'unissent entre eux, comme cela a lieu souvent, c'est pour se séparer presque aussitôt, se rejoindre plus loin, se séparer encore et produire ainsi un véritable filet.

Un autre caractère qui leur est propre est de ramper à la surface du corps et de s'insinuer entre les organes sans pénétrer dans leur substance comme le font les capillaires. Ils ont encore ceci de commun, qu'ils traversent au moins un ganglion lymphatique dans leur trajet, et qu'ils viennent aboutir dans les veines générales par quelques troncs communs.

Le plus souvent on ignore quelles dispositions ils affectent à leur naissance. Toutefois, ceux qui naissent de l'intestin partent individuellement de la surface intérieure de l'organe par un orifice appréciable qui y fait saillie, et comme il est probable que des vaisseaux qui se ressemblent par tous les autres points se rapprochent encore par celui-là, on peut admettre qu'ils se comportent tous de la même manière, et qu'ainsi ils sont ouverts par un bout, tandis qu'ils communiquent par l'autre avec le système veineux.

S'il règne de l'obscurité sur quelques-unes des dispositions de ces vaisseaux, il y en a bien plus encore sur celle des ganglions qu'ils traversent. Ceux-ci, d'un volume variable, mais généralement en rapport avec le nombre des lymphatiques qu'ils reçoivent, sont formés d'un tissu serré dans lequel, suivant les uns, les lymphatiques se subdivisent à l'infini pour former un lacis inextricable, tandis que, suivant les autres, ils se rétrécissent, s'enroulent sur eux-mêmes et s'emmêlent dans les mille détours qu'ils y font.

Avec des données aussi incertaines, il est difficile de déterminer nettement quelles doivent être les fonctions de ces vaisseaux ; cependant, en faisant la part de ce qui reste dans le doute, il est possible encore d'arriver à quelque résultat positif.

Ainsi, comme ils s'ouvrent dans les veines et qu'ils en constituent une sorte d'appendice, ils doivent participer de l'état de ces vaisseaux, se ressentir de l'aspiration qui se fait vers le cœur et contribuer à la soutenir par un effort de dilatation, comme cela a lieu dans les veines et par les mêmes raisons (1). Il se fera donc, par l'orifice ouvert à leur extrémité, un mouvement de succion tendant à y faire entrer les produits qui se présentent, et ceux-ci seront ensuite portés dans le torrent de la circulation par la continuation des mêmes causes, pour s'y mêler au sang et circuler avec lui.

Toutefois, malgré cette similitude d'action entre les deux espèces de vaisseaux, les lymphatiques n'en ont pas moins leur usage particulier. Dans les veines, les pores vasculaires sont tellement petits,

(1) Voir § X.

qu'il est nécessaire qu'ils s'ouvrent sous l'impression d'une substance pour en permettre l'introduction, tandis qu'il suffit pour cela, dans les lymphatiques, que l'orifice ne se ferme pas trop. Ainsi, dans l'intestin, où des aliments d'une composition variable ne font que passer, les veines seraient incapables d'en rien tirer, puisqu'il faudrait qu'elles fussent en contact permanent avec un même aliment pour que leurs pores s'ouvrissent devant lui. Sans les lymphatiques, nos organes ne pourraient donc puiser aucune substance au dehors, et le corps ne tarderait pas à périr, faute de réparation. On comprend dès lors quelle est leur importance et pourquoi ils abondent dans l'intestin, organe éminemment réparateur.

Nous n'avons considéré jusqu'à présent les fonctions des lymphatiques que par rapport à l'orifice qu'ils présentent à leur extrémité; mais ces vaisseaux ont des parois, ces parois ont des pores comme tous les tissus organisés, et nous devons examiner quelle sera l'action de ces parties.

Les lymphatiques, rampant toujours à la surface des organes, cheminent au milieu du tissu cellulaire qui les sépare. Or, ce tissu, destiné à faciliter le mouvement des parties les unes sur les autres, est constamment humecté par la sérosité que les artères y versent sans interruption (1); les lymphatiques se trouvent donc, comme les troncs veineux, en contact permanent avec ce liquide, et leurs pores doivent

(1) Voir § XIV.

s'ouvrir sous cette impression pour en permettre l'entrée. Ils sont ainsi destinés, non-seulement à introduire dans le corps des matériaux provenant du dehors, mais encore à ramasser tout le long de leur trajet la sérosité qui inonde les mailles du tissu cellulaire, concurremment avec les veines (1).

Là, toutefois, se borne l'identité qu'on observe entre les fonctions de ces deux ordres de vaisseaux; car, d'une part, les lymphatiques ne peuvent suppléer à l'action des capillaires veineux dans l'absorption qui se fait au sein de la substance des organes, puisqu'ils ne pénètrent pas dans cette substance (2); et, de l'autre,

(1) Voir la fin du § XV.

(2) Voir dans le § XV quelles sont les conditions nécessaires pour que cette absorption se fasse.

nous venons de voir que ces capillaires ne peuvent suppléer à celle des lymphatiques dans l'absorption qui se fait au dehors.

Il nous reste à rechercher quelles sont les fonctions des ganglions lymphatiques ; c'est par là que nous terminerons ce paragraphe.

Quelque chose a dû nous frapper dans ce qui précède. En considérant les dimensions de l'orifice des lymphatiques, comparativement à la petitesse extrême des pores vasculaires, on est effrayé de la facilité avec laquelle des substances nuisibles doivent pouvoir pénétrer dans la circulation. Que ces substances, par exemple, se présentent à l'état liquide, quelque énergique que soit leur action, on comprend que l'orifice puisse ne pas se fermer tellement sous leur impression, qu'il n'en pénètre aucune partie. Une telle disposition serait bien propre à amener souvent des désordres graves, si la nature, tout en subissant la nécessité des vaisseaux lymphatiques, n'avait paré aux inconvénients qui y sont attachés. C'est à ce dernier usage que semblent destinés les ganglions qu'ils traversent. Voyons, en effet, ce qui doit se passer dans ces organes, et ce qu'on observe à leur égard.

Un principe irritant qui a pu pénétrer dans le vaisseau par son orifice, doit pouvoir aller plus loin, car s'il n'a pas été capable de faire fermer complétement cet orifice, il ne sera pas capable, non plus, de faire contracter le vaisseau au point d'en obstruer la capacité, le diamètre de l'un équivalant à celui de l'autre. Le principe irritant arrivera donc jusqu'au ganglion lymphatique; mais là, le vaisseau se subdivise à l'infini, ou tout au moins il se rétrécit pour s'enrouler mille fois sur lui-même (1). Il faudra donc que la substance introduite s'engage à ce niveau dans une filière beaucoup plus étroite, et, tandis qu'ailleurs le vaisseau ne se contractait pas au point de l'arrêter au passage, ici la contraction sera suffisante pour le faire.

Si cependant la substance introduite de la sorte n'est pas trop excitante, la contraction modérée qu'elle déterminera sur son passage ne sera pas capable de l'arrêter tout à fait, mais elle en ralentira

(1) Voir les dispositions anatomiques des ganglions lymphatiques au commencement de ce paragraphe.

la marche et donnera à la sérosité que le vaisseau puise le long de son trajet tout le temps d'arriver et d'affaiblir la substance en l'étendant (1).

Si, au contraire, celle-ci est très-irritante, non-seulement elle sera arrêtée au passage, mais encore elle irritera l'organe dans ce point, et pourvu que l'action soit assez vive, l'inflammation ne tardera pas à survenir, puis la suppuration qui l'entraînera au dehors. C'est ce qu'on observe quand, à la suite d'un chancre vénérien, par exemple, ou d'une piqûre faite en disséquant, il survient dans les ganglions de l'aine ou de l'aisselle un abcès qui suffit quelquefois pour écarter le dan-

(1) Nous avons vu en effet plus haut comment le vaisseau puise continuellement de la sérosité dans le tissu cellulaire qu'il traverse.

ger, ou qui, du moins, s'il n'est pas capable d'éliminer entièrement le principe délétère, conjure en grande partie les accidents graves qui se préparaient.

C'est ainsi que les ganglions lymphatiques remplissent le rôle de sentinelles vigilantes placées sur le trajet des lymphatiques pour arrêter au passage, ou seulement pour adoucir, suivant le besoin, parmi les substances puisées au dehors par une ouverture trop facile, toutes celles qui seraient capables de porter le désordre dans la vie.

---

§ XVII.

Des absorptions et des sécrétions considérées d'une manière générale dans les rapports qu'elles ont entre elles. — Pourquoi la vie s'amortit pendant l'hiver dans les animaux à sang froid et dans les végétaux, et pourquoi elle reverdit en eux pendant l'été.

Ce que nous avons dit de la nutrition (1) nous dispense d'entrer dans de longs détails sur les absorptions et sur les sécrétions ; nous savons, en effet, quels sont les organes de ces fonctions, comment ils agissent pour les produire, et nous n'avons plus à revenir sur ce sujet. Mais il nous reste à faire quelques obser-

(1) Voir chap. IV et § XVI.

vations générales sur l'influence qu'elles ont les unes sur les autres.

Il résulte de tout ce que nous avons vu jusqu'à présent, qu'il y a deux espèces principales d'absorptions, celle qui se fait dans la profondeur de nos organes, l'absorption *interstitielle* (1), et celle qui se produit à leur surface (2); l'une qui épuise en quelque sorte le corps, l'autre qui tire du dehors les matériaux destinés à le réparer. Nous savons dans quelle vue se fait la première; la seconde en était une suite nécessaire, et la nature n'a fait que subir une double nécessité en préparant les moyens d'accomplir l'une et l'autre

(1) Voir § XV.

(2) Voir § XVI.

De même aussi, il y a deux espèces de sécrétions (1); l'une en quelque sorte réparatrice, qui distribue dans le sein des organes la substance puisée au dehors; l'autre qui s'accomplit sur des points communiquant avec l'extérieur, et par laquelle sont éliminés les produits qu'un trop long séjour dans le corps vivant ne tarderait pas à rendre nuisibles. Ces deux espèces de sécrétions sont encore une suite nécessaire de l'absorption *interstitielle*; car, d'une part, nos organes perdant sans cesse de la substance, il faut que les produits puisés au dehors soient répartis dans chacun d'eux, sous peine de voir le corps se fondre totalement; de l'autre, en supposant que les particules

(1) Voir § XIV.

qui s'en détachent puissent, par leur mélange avec des produits nouveaux, servir encore à la réparation du corps, il doit arriver un moment où, après une série de décompositions, il faudra nécessairement qu'elles soient rejetées.

Voilà donc quatre fonctions qui s'enchaînent de telle façon, que la première nécessite toutes les autres; et celle-là cessant de se produire, celles-ci n'ont plus aucune raison d'être.

Le degré d'activité avec lequel s'accomcomplit l'une déterminera donc le degré d'activité des autres et, conséquemment, de toutes les actions qui ont lieu dans la vie, puisque toutes ces actions s'accomplissent en vue de celles qui nous occupent.

Or, nous savons que la première de ces

fonctions est déterminée par la décomposition qui se fait au sein des corps vivants (1). La vie s'accomplira donc, en dernier résultat, avec une activité d'autant plus grande, que les corps qui lui sont confiés sont plus sujets à se décomposer.

Il suit de là que si des corps vivants sont placés accidentellement dans des conditions telles que la putréfaction n'ait presque plus d'action sur eux, la vie s'y amortira par cela même, au point de ne plus se manifester que par des signes insensibles : pendant l'hiver, où la fermen-

(1) En effet, l'absorption *interstitielle* ne peut avoir lieu dans un organe, qu'autant que des parcelles s'en détachent par un commencement de décomposition putride, et qu'elles viennent s'offrir ainsi aux pores des capillaires veineux. Voir § XV.

tation putride suspend ses effets, la vie s'éteint en quelque sorte dans les végétaux et dans les animaux à sang froid. Mais que le retour des chaleurs surprenne le serpent, par exemple, au milieu de son sommeil léthargique, la putréfaction, reprenant aussitôt toute son action, détache çà et là, dans l'épaisseur des organes, quelques parcelles qui viennent s'offrir d'elles-mêmes aux absorptions; cette fonction, une fois réveillée, détermine après elle le retour de toutes les autres, et l'animal, qui sent désormais le besoin de réparer les pertes qu'il subit, secoue son sommeil pour rechercher des aliments devenus nécessaires.

Dans les animaux à sang chaud, dont les organes sont toujours à la température la plus favorable à la putréfaction, celle-ci ne se relâchant jamais dans son action, la vie se maintient toujours au même degré.

Mais si la putréfaction qui saisit la matière vivante devient ainsi la cause déterminante des phénomènes de la vie, les organes qui, par leur composition, sont le plus sujets à en subir les atteintes sont aussi ceux qui vivront en quelque sorte le plus : dans les végétaux, les parties vertes auront plus de vie que les parties ligneuses, les fleurs plus que les feuilles, puisque ce sont ces parties qui se décomposent le plus vite quand la vie les abandonne. De même les os et les tendons, qui de tous les organes des animaux résistent le plus à la putréfaction, sont aussi ceux qui vivront le moins (1). Enfin,

(1) Il faut quarante à soixante jours pour obtenir la consolidation d'une fracture ou d'une rupture d'un ten-

l'enfant, dont les tissus sont le plus délicats, vivra plus activement que l'adulte.

Ces faits viennent confirmer en même temps ce que nous avons dit sur le rôle important de la nutrition et sur le but qu'elle est chargée d'atteindre (1). Admirons donc encore une fois la profondeur des combinaisons de la nature qui, pour préserver les corps vivants des effets de la putréfaction, a chargé cette putréfaction elle-même de déterminer toutes les actions propres à ce résultat, de manière à ce qu'il n'y ait jamais oubli de les faire naître quand elles devien-

don, tandis que vingt-quatre heures suffisent souvent pour la cicatrisation des parties molles. Ces différences nous donnent la mesure du degré différent d'activite de la vie dans chacune de ces parties.

(1) Voir § XV.

nent nécessaires et qu'il ne puisse jamais y avoir non plus provocation de mouvements inutiles.

CHAPITRE VI.

DE LA DIGESTION.

§ XVIII.

Coup d'œil général sur les dispositions de l'appareil digestif et sur les fonctions qu'il remplit.

Nous n'avons pas à étudier en particulier chacune des fonctions qui concourent à la nutrition, puisque toutes se réduisent, en dernière analyse, à des phénomènes d'absorption ou de sécrétion que nous connaissons déjà, sous le rapport de leurs causes et de leurs effets (1). Il y a bien dans chacune d'elles des particularités qu'il est bon de connaître ; mais comme il suffit, pour en saisir la raison, de tenir compte des circonstances dans lesquelles elles se produisent et des dispositions particulières qu'affectent les organes, nous pouvons sans inconvénient laisser ce soin à l'intelligence du lecteur.

Toutefois, parmi ces fonctions, il en est deux, la digestion et la respiration, qui méritent, par leur importance, que nous en disions quelques mots.

L'appareil digestif forme un long canal membraneux, étendu depuis la bouche jusqu'à l'anus et qui a des communica-

(1) Voir chap. IV et chap. V.

tions, dans le cours de son trajet, avec le foie et le pancréas. Renflé de beaucoup au niveau de l'épigastre pour constituer l'estomac, il est au contraire étranglé dans le point qui sépare cet organe de l'intestin. Enfin, dans le reste de son étendue, il conserve à peu près un même diamètre et se contourne de mille façons, de manière à se déployer dans une grande longueur, sans cependant occuper trop de place.

Il résulte de ces dispositions que l'estomac a une ouverture d'entrée et une ouverture de sortie ; la première, qui est plus large, le fait communiquer avec la bouche par l'intermédiaire de l'œsophage et se nomme cardia; la seconde, beaucoup plus étroite, constitue le pylore et le met en rapport avec l'intestin.

Nous ne parlerons ni du foie, ni du pancréas, puisque nous n'avons pas à nous occuper de leurs fonctions. Il nous suffit de savoir que l'un sécrète la bile, l'autre le suc pancréatique, et que ces produits arrivent dans la première portion de l'intestin, connue sous le nom de duodenum, par deux canaux étroits qui viennent y aboutir.

Tous ces organes, groupés les uns autour des autres, agissent de concert et combinent si bien leur action, qu'ils font subir aux aliments les transformations les plus propres à en séparer les produits réparateurs, et à faire que ceux-ci se présentent d'eux-mêmes aux orifices des vaisseaux absorbants (1).

(1) Voir § XVI, quelles sont les dispositions des lymphatiques dans l'intestin.

Ainsi, les aliments, après avoir été broyés sous les dents et mêlés à la salive, sont portés dans l'estomac où ils subissent une première transformation de la part du suc gastrique qu'il sécrète : ce liquide, agité par les mouvements de l'organe, pénètre dans leur substance, les entame, les liquéfie, et finit par les transformer en une masse homogène, connue sous le nom de chyme. —Ils sont poussés alors vers le pylore qui s'ouvre sur leur passage et arrivent dans le duodenum où ils se mêlent à la bile et au suc pancréatique pour subir, de la part de ces liquides, une nouvelle transformation : dans la masse résultant de ce mélange s'opère une réaction qui la sépare, dans chacun de ses points, en deux parties, l'une liquide, l'autre solide; la première, le chyle, qui contient tous les principes nutritifs de l'aliment; la seconde, qui n'en est que le résidu. — Ces deux parties sont portées ensuite d'un bout à l'autre de l'intestin par un mouvement combiné de ses parois; le chyle, dans ce trajet, est absorbé par les lymphathiques, et le résidu solide est enfin rejeté par l'anus.

Dans l'ensemble de ces faits, il se passe deux ordres de phénomènes qu'il importe de ne pas confondre : la réaction du suc gastrique sur les aliments, celle de la bile sur le chyme, l'une acide, l'autre alcaline, sont des phénomènes purement chimiques et dont nous n'avons pas à nous occuper. Tous les autres, au contraire, sont essentiellement vitaux, et doivent fixer exclusivement notre attention. Mais nous n'aurons à les considérer que sous le rapport de leur cause, car le but que se propose la nature est ici trop manifeste pour avoir besoin de nous y arrêter.

---

§ XIX.

Théorie des phénomènes de la digestion. — Pourquoi la sécrétion du suc gastrique augmente quand des aliments sont portés dans l'estomac. — Pourquoi ceux-ci sont toujours poussés vers le pylore. — Pourquoi le pylore fait le triage des aliments digérés d'avec ceux qui ne le sont pas. — Pourquoi, enfin, l'intestin les dirige toujours vers l'anus, etc.

De deux substances jouissant à peu près au même degré de la propriété d'exciter les organes vivants, si l'une est mise en contact permanent avec une partie et que l'autre au contraire n'agisse que rarement sur elle; la première, en vertu de la loi d'habitude, perdra à l'égard de cette partie ce que la seconde gagnera en énergie. Si donc l'une succède à l'autre, celle-ci déterminera la contraction, tandis que celle-là ramènera la partie à une contraction moindre et deviendra cause de dilatation. Nous n'avons pas besoin d'insister sur ce point, puisque c'est encore le même phénomène que nous avons eu occasion de voir tant de fois déjà (1).

Dans l'estomac, le suc gastrique, qui en abreuve constamment les parois, sera donc cause de dilatation par rapport aux

(1) Voir § I et § V.

aliments qui seront au contraire cause de contraction. Ceci posé, examinons successivement ce qui résultera de la présence de ces aliments sur les vaisseaux distribués à la surface de l'organe, sur l'organe lui-même et sur le pylore.

Excités par leur contact, les vaisseaux se contracteront ; mais, dans cet état, ils ne s'en dilateront que plus amplement sous l'impression du sang qui les parcourt; plus dilatés, ils se contracteront ensuite davantage, et ils seront ainsi traversés par une plus grande quantité de liquide. La sécrétion du suc gastrique augmentera dans la même proportion, et ce produit affluera ainsi en raison du besoin qui s'en fera sentir (1).

(1) Voir § IV et § XIV.

Arrivons maintenant à l'organe lui-même. En vertu de la loi d'opposition, il oscillera dans son ensemble, comme le font le cœur et la pupille sous l'impression du sang et de la lumière (1). Ces mouvements auront pour effet d'agiter les aliments avec le suc gastrique, d'en opérer le mélange avec ce liquide et en même temps de les déplacer pour les porter dans d'autres points. Mais de quel côté seront-ils dirigés ?

Nous remarquerons, à ce sujet, qu'ils balayent devant eux et refoulent le suc gastrique du côté du pylore à mesure qu'ils arrivent ; ce liquide abonde ainsi d'autant plus qu'on approche davantage de cette ouverture, et comme il est cause de dilata-

(1) Voir § IV.

tion par rapport à l'aliment, l'organe, dans ces circonstances et sous cette double impression, se dilatera de ce côté, tandis qu'il se contractera à l'extrémité opposée. Par la combinaison de ces mouvements, l'aliment sera donc poussé du cardia vers le pylore.

D'autres causes viennent aider encore à ce résultat. Ainsi, pour ne parler que de la plus efficace de toutes, nous verrons dans la troisième partie de cet ouvrage comment l'organe, dans ces conditions, est tenu de s'agiter par un mouvement ondulatoire dont le courant s'établit de la première à la seconde de ces ouvertures.

Il ne nous reste plus qu'à examiner ce qui se passera dans le pylore. Nous venons de voir que les aliments sont constamment poussés contre cette ouverture ;

ils font ainsi continuellement effort pour la franchir. Mais qu'une portion se présente pour sortir, comme elle est cause de contraction, le pylore se resserrera sous l'impression et l'arrêtera au passage. Elle sera de la sorte retenue dans l'estomac pour continuer à en subir l'action. Qu'une autre portion se présente, au contraire, après avoir subi suffisamment cette action ; elle sera par cela même imprégnée et enveloppée de toutes parts de suc gastrique ; or, celui-ci est cause de dilatation. L'orifice s'ouvrira donc sous cette impression nouvelle, et l'aliment franchira l'obstacle à la faveur du liquide qui le revêt et le protége de toutes parts. Le triage des parties digérées d'avec celles qui ne le sont pas se fera ainsi avec une intelligence parfaite, jusqu'à ce que toutes aient obtenu par le même moyen le passage qu'elles sollicitent.

Des causes toutes mécaniques favorisent encore ces résultats, et, pour n'être qu'accessoires, elles n'en ont pas moins leur efficacité. Ainsi, les attaches de l'estomac sont disposées de telle façon, que l'organe se relève en se remplissant et qu'il s'affaisse, au contraire, à mesure qu'il se vide.—En se relevant, il se replie sur l'œsophage, fait un angle avec lui et ferme le cardia comme on fermerait un tuyau flexible en le coudant dans un point. Quand il s'affaisse, au contraire, le premier coude s'efface en même temps qu'il s'en fait un autre avec le duodenum, et le pylore se ferme pendant que, de son côté, le cardia se dégage. — L'ouverture d'entrée devient ainsi d'autant plus embarrassée et l'ouverture de sortie d'autant plus libre, que l'estomac est plus plein : les aliments n'en arrivent que plus difficilement dans l'organe et ne s'en écoulent que mieux dans le duodenum. A mesure que l'estomac se vide, au contraire, le cardia devient béant comme pour appeler de la substance nouvelle, pendant que le pylore, en s'embarrassant davantage, gêne le retour du chyme dans l'organe. — Enfin, par son obliquité, celui-ci présente aux aliments une pente légèrement inclinée vers le duodenum et facilite ainsi leur écoulement vers ce point, sans cependant en précipiter trop brusquement le cours.

Porté dans le duodenum par toutes ces causes, le chyme fera dans cet organe ce que l'aliment a fait dans l'estomac. Les circonstances étant les mêmes, les résultats le seront aussi. Il déterminera une sécrétion plus grande à la surface de l'intestin ; mais de plus, comme nous l'établirons plus tard, l'action se fera ressentir jusque dans le foie et le pancréas, dont la sécrétion augmentera par ce fait. De son côté, le pylore, fermé déjà, comme nous venons de le voir, par l'affaissement de l'estomac qui vient de se vider, se contractera en outre sous l'impression que le chyme exerce sur sa face intestinale, et présentera de la sorte un double obstacle à son retour. Les mouvements de l'organe seront aussi les mêmes que dans l'estomac : le chyme et les liquides qui affluent vers lui, agités ensemble, se mélangeront, et le mélange, balayant devant lui les sucs qui abreuvent la surface intestinale, sera dirigé vers le rectum. L'intestin, enfin, ondulera dans le sens de ce mouvement.

Jusque-là et au milieu de tous ces accidents, les aliments ont subi une double action chimique, qui a eu pour effet d'en séparer la partie nutritive d'avec celle qui ne l'est pas (1). Le mélange de ces deux parties, ballotté et remué sans cesse par les mouvements de l'intestin, viendra présenter par cela même des points toujours nouveaux aux orifices saillants des vaisseaux absorbants, et ceux-ci, en s'insinuant d'ailleurs au milieu de la substance alimentaire, finiront par en tirer toute la partie liquide (2).

(1) Voir § XVIII.

(2) Nous avons vu, § XVIII, que cette partie constitue le chyle, et qu'elle contient tous les principes réparateurs de l'aliment

Le chyle sera ainsi porté dans le torrent de la circulation pour servir à la réparation du corps (1), tandis que le résidu solide sera rejeté par l'anus comme étant inutile.

Ce qu'il y a de plus remarquable dans l'ensemble de ces phénomènes, c'est qu'en mettant aveuglément en jeu une force invariable dans sa manière d'être, les aliments se trouvent précisément avoir déterminé, dans le temps le plus convenable, toutes les actions que leur présence même nécessite. C'est ainsi que nous avons vu le sang déterminer de même les mouvements qui le font circuler et les éléments qui entrent dans sa composition, faire ouvrir ou fermer les

(1) Voir § XVI.—La longueur de l'intestin fait qu'aucune partie du chyle ne peut échapper à l'absorption.

pores vasculaires suivant le besoin pour se répartir d'eux-mêmes le mieux possible dans les organes.

Jusqu'à présent nous avons étudié l'action des aliments, indépendamment des propriétés particulières dont ils jouissent; mais une des conditions indispensables à l'accomplissement régulier des fonctions digestives, c'est qu'ils jouissent à un degré convenable de la propriété d'exciter les organes. Sans cette condition, ils ne provoqueraient plus suffisamment les mouvements de l'estomac, les sucs gastrique, pancréatique et bilieux, n'afflueraient plus en assez grande quantité, et le pylore s'ouvrirait sous l'impression d'aliments non encore digérés et incapables d'en déterminer la contraction : il y aurait une véritable indigestion. Il suit de là que si l'on faisait continuellement usage d'une même substance alimentaire, qui eût déjà peu d'action par elle-même, celle-ci, en perdant encore de ses propriétés excitantes à l'égard de l'estomac par l'effet de l'habitude (1), deviendrait bientôt incapable de déterminer les mouvements nécessaires à la digestion, et une substance qui aurait été nutritive jusqu'alors pourrait ainsi cesser de l'être.

Mais, d'un autre côté, ce que l'habitude fait sur l'estomac, elle le fait aussi, comme nous le verrons plus tard, sur l'organe du goût qui s'émousse de même au contact trop souvent répété d'une même substance. Celle-ci donc, déjà fade

(1) Voir § V.

par elle-même, en perdant encore chaque jour de sa saveur, n'excitera plus que faiblement nos désirs; bientôt même elle nous répugnera, nous la repousserons enfin par un dégoût invincible, et nous serons par là d'autant moins portés à en faire usage, qu'elle deviendra moins propre aussi à déterminer une bonne digestion. Toutes ces fonctions s'harmoniseront donc entre elles, et si nous aimons à varier nos aliments, ce n'est point par caprice, mais bien par une nécessité que nous subissons.

Ces considérations nous reportent naturellement aux expériences qui ont été faites sur les propriétés nutritives de certains produits. On a présenté à chacun des animaux soumis à l'expérience une seule substance, d'une saveur généralement peu prononcée et sans aucune espèce de variation. Il l'a prise avec plaisir d'abord, puis avec une répugnance de plus en plus marquée, et il a fini par succomber, faute d'aliment, sans pouvoir se décider à y toucher. On en a conclu que la substance n'est point nutritive ; mais on aurait obtenu les mêmes résultats lors même qu'elle l'eût été. Seulement l'animal s'en serait accommodé plus longtemps, peut-être même toujours, si elle avait été d'une nature plus excitante. — La conséquence que l'on a tirée de ces faits n'est donc pas rigoureuse, et les expériences sont à refaire ; car si l'on eût varié les substances, il est possible que l'animal s'en fût très-bien nourri, quoique chacune d'elles, prise isolément et sans aucune espèce de variation, eût bientôt cessé, par l'effet de l'habitude, d'être nutritive à son égard.

En tenant compte des lois de la vie, on comprend en effet que telle substance, qui n'est plus un aliment pour l'un, peut l'avoir été, le devenir ou l'être encore pour d'autres, puisque ces lois établissent des individualités sans nombre, et que les agents par elles n'ont jamais qu'une action relative (1).

(1) Il est probable d'ailleurs que certaines substances alimentaires ne fournissent que quelques-uns des produits nécessaires à la réparation du corps, en sorte que si l'on faisait usage d'un seul de ces aliments, le corps regorgerait bientôt de ces produits et manquerait absolument des autres. Il y a donc bien des raisons qui obligent à varier la nature des aliments si l'on veut qu'ils conservent toujours leurs propriétés nutritives à l'égard de l'animal qui en fait usage.—Tout cela fait qu'il est bien difficile de tirer des conséquences rigoureuses de ces sortes d'expériences.

CHAPITRE VII.

DE LA RESPIRATION.

§ XX.

Des principales dispositions anatomiques des poumons. —Un mot sur le mécanisme de l'inspiration et de l'expiration.

Les poumons remplissent, avec le cœur qu'ils recouvrent dans sa partie supérieure, toute la capacité de la poitrine et communiquent avec l'air extérieur par l'intermédiaire des bronches, du nez et de la bouche (1).

Ils sont composés d'une multitude innomblable de vésicules qui toutes naissent des dernières ramifications des bronches, en sorte que l'air introduit dans ces tuyaux, après en avoir parcouru toutes les divisions, vient remplir chacune des vésicules qui les terminent. Celles-ci reçoivent en outre à leur surface tous les capillaires fournis par l'artère pulmonaire

(1) Les bronches sont de véritables tuyaux dont les parois sont maintenues écartées par des ressorts cartilagineux et qui se détachent de la trachée comme d'un tronc commun pour se ramifier dans les poumons. Quant à la trachée elle-même, elle communique dans sa partie supérieure avec le nez et la bouche par l'intermédiaire du larynx.— Ce n'est qu'en parcourant toute la longueur de ce canal que l'air peut arriver dans les poumons.

et ceux qui donnent naissance aux veines correspondantes.

Il résulte de ces dispositions que le sang, pour passer de l'artère dans les veines pulmonaires, est obligé de passer aussi par les vésicules du poumon. Or, après avoir traversé les organes, il est forcé de prendre ce chemin pour y retourner (1). En supposant donc qu'il subisse une influence de la part de l'air dans les vésicules pulmonaires, tout le sang du corps la subira, puisque tout le sang passe par ces parties.

Nous remarquerons en outre que l'air frappe les poumons sur une surface très-étendue, puisque, volumineux déjà par eux-mêmes, ces organes sont encore par-

(1) Voir § VII.

tagés en un nombre considérable de petites loges dont les parois multiplient à l'infini les points de contact avec l'air.

Extérieurement les poumons sont revêtus par la plèvre qui, reployée sur elle-même comme toutes les membranes séreuses, leur permet de glisser librement sur les côtes (1). Ils sont ainsi, dans presque toute leur étendue, libres d'adhérence avec les parties voisines; mais comme la cavité elle-même qu'ils remplissent n'a aucune communication avec le dehors, cette cavité ne peut s'agrandir, ni les poumons se rapetisser, sans qu'il ne tende à se faire un vide entre ces or-

(1) Nous avons donné, § XV, une idée des membranes séreuses, de leur usage et de la manière dont le liquide qu'elles contiennent se trouve entretenu, quoique renouvelé sans cesse.

ganes et les parois de la poitrine. Dans le premier cas, l'air, entrant librement dans le poumon par les bronches, forcera l'organe à se déployer pour combler le vide. Dans le second, la pression atmosphérique, en s'exerçant sur les côtes, remplira le même objet.

Or, dans sa partie inférieure, la poitrine est séparée du ventre par le diaphragme qui s'élève en voûte du côté des poumons, et ce muscle ne peut ainsi se contracter sans que sa voûte ne s'efface et que la capacité de la poitrine ne s'agrandisse de tout l'espace qu'elle occupait. D'une autre part, les côtes sont articulées avec la colonne vertébrale et contournées de telle façon qu'en se rapprochant les unes des autres par l'action des muscles intercostaux et d'autres muscles encore qui s'y insèrent, elles s'écartent de l'axe du corps et élargissent l'espace qu'elles limitent. Toutes ces parties, en agissant dans l'inspiration, auront donc pour effet d'augmenter la capacité de la poitrine dans tous les sens et de forcer l'air, comme nous venons de le voir, à entrer dans le poumon et à remplir toutes les vésicules.

D'un autre côté, cet organe jouit d'une élasticité telle qu'on ne peut le distendre, sans qu'aussitôt il ne tende à revenir sur lui-même. Ainsi, l'air porté dans le poumon d'un cadavre s'en échappe dès qu'on cesse de l'y pousser. Aussitôt donc que les muscles inspirateurs cesseront d'agir, l'organe rejettera de lui-même l'air qu'il a pris dans l'inspiration, et les parois de la poitrine seront ramenées par là dans leurs premières limites. Les muscles du ventre, par leur contraction, aideront au besoin à cette expiration, en abaissant les côtes et en refoulant les organes abdominaux qui, ainsi refoulés, soulèveront le diaphragme.

Nous venons de voir par quel mécanisme l'air entre dans les poumons et en sort, et avec quelles parties il se met en contact. Il ne nous reste plus qu'à étudier les actions que sa présence y détermine.

Quant aux mouvements des muscles qui agissent dans la production des phénomènes précédents, nous en donnerons la raison dans notre troisième partie.

---

§ XXI.

Théorie des phénomènes de la respiration. — Pourquoi et dans quel but les poumons absorbent de l'oxygène et rejettent de l'acide carbonique. — Que ces résultats sont la conséquence nécessaire de ceux qui se produisent dans la nutrition.

Ce que nous avons dit des absorptions, des sécrétions et de la manière dont elles s'accomplissent, nous dispense d'entrer dans de grands détails sur les fonctions du poumon. — Ainsi, les vésicules pulmonaires étant continuellement en contact avec l'air, c'est seulement sous l'impression des éléments de ce gaz que s'ouvriront les pores des vaisseaux ramifiés à leur surface (1); dès lors les veines pul-

(1) Voir § XIV et § XV.

monaires absorberont tous les principes qui entrent dans la composition de l'air, tandis que les artères sécréteront ceux de ces principes que le sang ramène aux poumons.

Si maintenant on compare l'air expiré, sous le rapport de sa composition, à celui qui entre dans la poitrine, on voit que la quantité d'azote y a peu varié, tandis que l'oxygène a été remplacé en grande partie par de l'acide carbonique. Les artères rejettent donc à peu près autant d'azote que les veines en prennent de leur côté, et elles sécrètent de l'acide carbonique en place de l'oxygène que ces mêmes veines absorbent.

Il suit de là que l'azote puisé par la respiration ne fait que traverser nos organes sans y séjourner et qu'il est éliminé aussitôt après son retour aux poumons, à moins toutefois que l'azote absorbé dans les poumons ne soit ensuite déposé dans les organes et remplacé par d'autres portions de ce gaz que ceux-ci restitueraient au sang par l'absorption *interstitielle*.

Ce qui a dû porter les physiologistes à penser que l'azote ne fait que sortir des poumons comme il y est entré, c'est qu'il en sort en effet par l'expiration à peu près autant qu'il en entre par l'inspiration. Mais il est impossible d'admettre que les pores vasculaires ne s'ouvrent pas sous l'impression d'un gaz qui se trouve constamment en contact avec eux, et qu'ainsi ce gaz ne soit pas absorbé; de même qu'il serait impossible que, ramené ensuite dans les poumons, il n'y fût pas sécrété. Les poumons d'ailleurs ne rejettent pas toujours l'azote exactement dans les mêmes proportions qu'ils l'ont pris : ces proportions peuvent varier suivant que l'absorption de ce gaz l'emporte sur la sécrétion, ou réciproquement, tandis qu'elles ne varieraient jamais dans la supposition des physiologistes.

Quant à l'oxygène, il résulte de ce que nous avons dit de la composition de l'air expiré, qu'après avoir été absorbé à la surface pulmonaire, il est employé dans le cours de la circulation et remplacé, chemin faisant, par de l'acide carbonique. Mais où va cet oxygène, et d'où provient cet acide ?

Toutes les fois que l'on incorpore de l'oxygène dans le sang, celui-ci rougit, et le sang, ainsi, de noir qu'il était dans l'artère pulmonaire, arrive rouge dans les veines. Une double cause d'ailleurs amène ce résultat : comme ce liquide a noirci dans les capillaires généraux par son mélange avec l'acide carbonique qu'il y a pris (1), il *dénoircit* d'un côté en se débarrassant de ce gaz par la sécrétion pulmonaire en même temps qu'il rougit de l'autre par l'absorption de l'oxygène. — Or, les propriétés qu'il acquiert dans son passage à travers les poumons, il les conserve jusqu'à son arrivée dans les capillaires généraux ; mais là il les perd, car de rouge qu'il était dans les artères générales, il arrive noir dans les veines (2). C'est donc dans son passage à travers ces capillaires qu'il dépose son oxygène et qu'il le remplace par de l'acide carboni-

(1) Voir § XV.

(2) Voir § XIII et XV.

que. — Le sang, de cette façon, reprend continuellement dans les poumons toutes les qualités qu'il perd dans son passage à travers les capillaires généraux, et il refait ainsi d'un côté ce qu'il défait de l'autre.

Si maintenant nous reportons nos regards en arrière, nous nous rappellerons qu'en effet il se forme sans relâche de l'acide carbonique dans le sein de nos organes, par la décomposition qu'ils subissent, et que ce gaz pénètre dans les capillaires veineux à mesure qu'il se produit (1). Or, il fallait bien que le sang s'en débarrassât quelque part, et, d'un autre côté, que les organes reçussent des éléments oxygénés pour suffire à la pro-

(1) Voir § XV.

duction continuelle d'un gaz qui ne peut se former qu'aux dépens d'une grande quantité d'oxygène.

Ces faits deviennent ainsi le complément nécessaire de ceux qui se passent dans la nutrition, et tout en venant à leur appui ils en acquièrent eux-mêmes une force nouvelle. C'est ainsi que tout se tient et s'enchaîne dans la vie, et que la contraction, en se pliant aux lois auxquelles elle est soumise, subvient à tous les besoins qui se font sentir. En présence d'un ensemble de faits aussi étroitement lié dans toutes ses parties, comment nos principes seraient-ils jamais attaquables?

Nous n'avons point parlé de la faible quantité d'acide carbonique qui entre dans la composition de l'air, et que les poumons absorbent avec ce gaz, parce qu'elle n'est capable de modifier en rien les résultats précédents, et qu'elle s'ajoute simplement à celle qui échappe à la sécrétion pulmonaire. — Quant aux sécrétions séreuse et muqueuse qui se font à la surface des bronches, comme elles ne présentent rien de particulier, nous n'avons pas à nous en occuper.

---

§ XXII.

Que la sécrétion et l'absorption doivent se faire plus activement dans les poumons que partout ailleurs. — Comment ce résultat s'obtient. — Pourquoi on observe dans les gros troncs veineux un pouls correspondant à l'expiration, et pourquoi les poumons s'engorgent de sang veineux dans l'asphyxie.

Ce que nous avons dit de la respiration nous montre toute l'importance de cette fonction, puisqu'elle est le complément nécessaire de la nutrition, et que celle-ci a pour objet de préserver les corps vivants d'une destruction qu'ils subiraient infailliblement sans elle (1). La nature a dû prendre dès lors toutes les mesure nécessaires pour que cette fonction se fît avec toute la sûreté possible, et il est curieux de voir à quelle espèce de moyen elle a eu recours pour obtenir ce résultat.

Nous rappellerons d'abord que les poumons sont construits de telle façon que les points de contact avec l'air y sont multipliés à l'infini (2). Mais malgré tout le soin qu'a pris la nature d'étendre la surface pulmonaire, celle-ci n'est pas comparable, par son peu d'étendue, avec

(1) Voir § XV.

(2) Voir pour plus de détail le § XX.

celle où s'accomplit la nutrition, puisque l'une est ramassée dans les poumons, tandis que l'autre embrasse à la fois toutes les parties du corps. Le sang, dans son passage rapide à travers les capillaires pulmonaires, n'en doit pas moins puiser et répandre sur cette surface étroite autant de gaz qu'il en prend et qu'il en dépose dans l'ensemble des organes (1). Il faut dès lors que l'absorption et la sécrétion s'y fassent beaucoup plus activement que partout ailleurs. Voici ce qu'on observe à cet égard.

Le trajet de l'artère et des veines pulmonaires est beaucoup plus court que celui de l'artère et des veines générales; les obstacles à vaincre y sont aussi beaucoup moindres, puisque leurs capillaires

(1) Voir § XXI.

sont répartis sur une étendue beaucoup moins grande. L'action du cœur n'en devient que plus efficace pour produire ses effets. Mais cette efficacité plus grande de la part de l'organe n'a pas seulement pour résultat d'activer le cours de la circulation, elle active aussi la sécrétion pulmonaire en poussant le sang avec plus de force contre les parois des capillaires artériels. Ce dernier résultat était d'autant plus nécessaire qu'il est produit ici par le ventricule droit, pendant que le gauche agit dans les artères générales, et qu'avec une puissance moindre il n'en fallait pas moins obtenir des effets plus prononcés (1).

(1) Le ventricule droit est en effet beaucoup moins puissant que le gauche. (Voir § VII.)

Par la même raison, l'absorption est rendue plus active dans les veines pulmonaires que dans les veines générales. Mais la différence est ici plus grande encore ; car non-seulement le cœur agit de plus près, et a moins d'obstacles à vaincre dans son aspiration, mais encore celle-ci se fait avec plus de force, puisque c'est le cœur gauche qui la produit, tandis que c'est le droit au contraire qui agit dans les veines générales (1). Il était tellement urgent que le sang s'imprégnât abondamment d'air dans son passage à travers les poumons, qu'aucun des moyens capables de favoriser ce résultat n'a été négligé. Toutefois la sécrétion de l'acide carbonique n'était pas moins nécessaire

(1) Voir la note précédente.

que l'absorption de l'oxygène, et nous verrons tout à l'heure comment la nature s'y prend pour rétablir l'équilibre entre ces deux fonctions.

On remarque encore que la somme des vaisseaux offre un calibre sensiblement moindre dans le cours de la circulation pulmonaire que dans celui de la circulation générale, et que la différence entre le volume des artères et celui des veines y est aussi beaucoup moins prononcée (1). Mais ces résultats ne sont là que la conséquence de ce qui précède. Les vaisseaux ayant la propriété d'augmenter ou de diminuer de capacité pour se prêter tou-

(1) Les veines pulmonaires ont en somme une capacité qui l'emporte peu sur celle des artères correspondantes, tandis que dans la circulation générale ces vaisseaux ont une capacité double environ de celle des artères.

jours au volume du liquide qui les traverse, doivent nécessairement devenir plus étroits dans des parties où nous venons de voir que le sang va plus vite (1); et comme c'est le cours du sang veineux qui s'y trouve proportionnellement le plus activé, ce sont les veines aussi qui y seront proportionnellement plus étroites.

Nous terminerons ce chapitre par quelques considérations qui se rattachent trop directement à la respiration pour ne pas en dire un mot.

C'est une opinion généralement admise,

(1) En effet, comme la même quantité de sang passe dans le même temps par chacune des sections de l'appareil circulatoire, ce liquide doit présenter moins de volume là où sa vitesse augmente. D'un autre côté, nous avons démontré, § IX, que les vaisseaux s'ajustent toujours à ce volume.

que le sang artériel est plus excitant que le sang veineux. Sans parler des raisons sur lesquelles on s'appuie, nous ferons remarquer qu'en effet l'oxygène y remplaçant l'acide carbonique, ce gaz, par sa présence, doit rendre plus vive l'action du liquide, puisqu'il est stimulant de sa nature, tandis que celui dont il prend la place n'est remarquable que par ses propriétés négatives. Cela suffirait au besoin pour admettre le fait. — Or, tandis que la moitié droite de l'appareil circulatoire reçoit, de la part du sang veineux, une impression suffisante pour réagir sur lui et le faire circuler, il n'en est plus de même de sa moitié gauche qui n'en ressent plus une impression assez forte. La première, en effet, ne subit jamais d'action plus vive que celle-là ; son degré de sensibilité a dû se mettre ainsi en harmonie avec le faible degré d'excitation dont ce sang jouit (1). La seconde, au contraire, qui est constamment en contact avec un stimulant beaucoup plus énergique, est devenue, par cela même, peu sensible à tout excitant plus faible, et dès lors elle ne peut plus agir qu'imparfaitement sous l'impression du sang veineux.

Il résulte de ces circonstances de grands avantages que nous devons signaler; car il ne faudrait pas croire que tout cela eût été fait sans motif. La poitrine, pendant l'expiration, étant pleine d'acide carbonique, ce n'est que dans l'instant où

(1) Nous savons en effet qu'une partie est d'autant plus sensible aux causes de contraction qu'elle est habituellement moins excitée; cette conséquence ressort directement de la loi d'habitude. (Voir § V.)

le poumon se dilate que le sang peut prendre toute la quantité d'oxygène dont il a besoin : il arrive ainsi dans les veines pulmonaires et dans le cœur gauche pendant l'expiration, avec quelques-uns des caractères du sang veineux. Mais là, comme ces parties agissent mal sous cette impression, son cours se ralentit, et il attend, en quelque sorte, avant d'aller plus loin, que l'oxygène qui lui est nécessaire lui soit fourni par l'inspiration qui va suivre. D'un autre côté, en s'opposant, par sa stagnation, à l'arrivée de nouveau liquide, non-seulement il donne au sang veineux qui le suit le temps de se débarrasser lui-même de son acide carbonique; mais encore il contribue, par l'obstacle qu'il présente, à augmenter l'effort du liquide contre les parois artérielles, et à activer par là la sécrétion de ce gaz (1). Par ce moyen l'équilibre, qui était mal établi entre l'absorption et la sécrétion pulmonaire se trouve ramené à des conditions plus égales.

Mais pendant ce temps d'arrêt, le cœur droit ne trouvant plus à se débarrasser de tout le sang qu'il reçoit se remplit davantage, et l'aspiration qu'il exerce dans les veines générales en diminue d'autant. Celles-ci, pour subvenir à cette insuffisance du cœur, se dilatent aussitôt par les raisons que nous avons données ailleurs (2), et il se produit ainsi, dans les gros troncs veineux, un pouls correspon-

(1) Les mêmes causes ont pour effet de suspendre l'absorption dans les veines pulmonaires pendant l'expiration, et d'empêcher ainsi ces vaisseaux de puiser l'acide carbonique dont la poitrine se trouve alors remplie.

(2) Voir § X.

dant à l'expiration. — C'est encore en vertu des mêmes causes que les poumons s'engorgent de sang veineux et que la circulation finit par s'arrêter dans l'asphyxie. — Enfin, dans ces derniers temps, on a fait sur des animaux des expériences remarquables à plus d'un titre. Ces expériences ont servi à démontrer directement que le sang est appelé vers le cœur pendant l'inspiration, tandis qu'il reflue dans les veines pendant les fortes expirations. On en a conclu que c'est l'inspiration qui détermine cet appel du sang veineux ; mais évidemment on s'est laissé tromper aux apparences, car ce n'est pas l'inspiration qui produit cet effet, mais bien l'expiration qui suspend momentanément l'action aspirante du cœur. Les résultats sont les mêmes, mais la cause est essentiellement différente.

CHAPITRE VIII.

DE LA NUTRITION DANS LES VÉGÉTAUX.

§ XXIII.

Que la disposition des organes de la nutrition dans les végétaux et les usages auxquels ils sont destinés ne sont pas assez connus pour que l'on puisse déterminer avec certitude les causes de leur action. — Probabilités à cet égard.

Nous ne pouvons terminer cette deuxième partie sans dire un mot de la nutrition dans les végétaux. Mais les connaissances imparfaites que l'on a de la disposition de leurs organes, et l'ignorance dans laquelle on est le plus souvent des usages auxquels ils sont destinés ne permettent à cet égard que des suppositions; car la première condition nécessaire pour donner sûrement la raison d'un fait est de connaître toutes les circonstances qui s'y rapportent.

Toutefois en tenant compte des choses connues, et en s'aidant de l'analogie pour le reste, on peut encore arriver à des considérations importantes, qui, sans avoir toute la certitude de celles qui précèdent, tendent néanmoins à s'en rapprocher. Nous ne les présentons d'ailleurs que comme des probabilités.

Ainsi, les végétaux et les animaux, qui

diffèrent à beaucoup d'égards, ont cependant entre eux de grands rapports : les uns et les autres croissent et se développent en dépit des causes de destruction qui les envahissent de toutes parts, et dès que la vie les abandonne, la putréfaction travaille à les détruire. Comme les animaux, les végétaux absorbent des produits au dehors, ils en répandent par les sécrétions; leur substance est traversée de même par des vaisseaux innombrables que parcourent constamment des liquides, et c'est aussi dans celles de leurs parties qui sont le plus tendres et le plus facilement décomposables que la vie est le plus active. Enfin de même que les animaux à sang froid dont ils se rapprochent le plus, ils s'engourdissent pendant l'hiver au point de ne plus vivre que d'une vie presque insensible, tandis qu'ils reverdissent en été avec une vigueur toute nouvelle (1).

Ces rapports sont assez étroits pour qu'il soit permis d'admettre que la vie est la même au fond dans les végétaux et dans les animaux; car pourquoi ces absorptions, ces sécrétions et toutes ces ressemblances, si ce n'est pour arriver au même résultat, surtout quand l'expérience indique que ce résultat est en effet le même? Or, cela suppose aussi les mêmes moyens, à moins de prétendre, contre toute vraisemblance, que, pour arriver à une même fin, il ait été créé un moyen différent pour chaque espèce d'êtres.

Chez les animaux le moyen consiste

(1) Voir § XVII.

dans la contraction ; c'est donc aussi par la contraction que les végétaux vivent, et comme celle-ci ne peut être différente d'elle-même, il faut bien admettre qu'elle obéit aux mêmes lois. Je ne rappellerai pas les phénomènes de la sensitive, de cette plante timide et délicate qui s'incline sous le plus léger attouchement; les raisons que je viens de donner me paraissent suffisantes.

D'un autre côté, à voir la facilité avec laquelle le végétal puise des produits dans le sein de la terre, on doit supposer que ses vaisseaux ont quelque analogie avec les lymphatiques (1). — Le peu que l'on sache de leur disposition est assez d'accord avec cette opinion. Ainsi, ils s'étendent paral-

(1) Voir § XVI.

lèlement et presque sans se ramifier, d'un bout à l'autre du végétal ; mais ils paraissent infiniment plus nombreux ; leur calibre est beaucoup plus étroit, ils ne traversent pas non plus d'organes analogues aux ganglions lymphatiques, et n'ont pas le cœur pour y faire avancer les liquides par une puissante aspiration. Enfin ils s'engagent dans la substance même des organes et se rapprochent par ce côté des vaisseaux capillaires avec lesquels ils ont encore quelques rapports par leur petitesse extrême (1). Arrêtons-nous un instant à ces dispositions, et voyons comment ces vaisseaux doivent agir.

Sous l'impression du liquide qu'ils con-

(1) Voir la fin du § VII et le commencement du § XIV.

tiennent, et en vertu de la loi d'opposition, ils se contracteront et se dilateront alternativement comme nous l'avons vu faire jusqu'à présent dans les mêmes conditions (1), et ils agiront ainsi à la manière d'une puissance successivement aspirante et foulante. — Dans les vaisseaux sanguins que le cœur domine par sa puissance, les artères ne peuvent que pousser le sang dans les veines, et les veines que l'aspirer dans les artères (2) ; mais ici il n'y a pas d'organe pour comprimer les mouvements du vaisseau, et ceux-ci se produisant dès lors en toute liberté doivent produire aussi tous leurs effets.

Il suit de là que les végétaux n'ont pas

(1) Voir § IV.

(2) Voir § X.

besoin, comme les animaux, de deux espèces de vaisseaux, les uns pour absorber, les autres pour sécréter, puisque les mêmes vaisseaux, tenant lieu à la fois des artères et des veines, suffisent à ces deux ordres de fonctions. En effet, dès l'instant qu'ils traversent la substance des organes, leurs pores doivent s'ouvrir devant toutes les parcelles qui s'en détachent, et celles-ci pénétrer dans le vaisseau, au moment de la dilatation, par l'aspiration qui en résulte; d'un autre côté, parmi les éléments du liquide qui y circule, ceux qui sont de la même nature que l'organe au milieu duquel on se trouve, doivent se frayer un passage et sortir au moment de l'impulsion. Les conditions étant successivement les mêmes que dans les veines et dans les artères, il doit se produire les mêmes résultats que dans ces deux espèces de vaisseaux (1).

Si maintenant, revenant à ce qui précède, nous nous rappelons l'analogie qu'il y a entre les dispositions des vaisseaux dans le végétal et celles des lymphatiques dans les animaux, nous serons portés à admettre que chacun d'eux par son extrémité s'ouvre à la surface de la racine par un orifice distinct. Cette supposition deviendra presque une certitude si l'on songe à la facilité avec laquelle ils puisent des produits dans le sein de la terre, car les raisons qui s'opposent à ce que des substances étrangères ne pénètrent à travers les pores des capillaires

(1) Voir § XIV et § XV.

veineux, empêcheraient également qu'elles ne pénétrassent ici sans les dispositions que nous venons d'admettre (1).

Or, d'un côté, le végétal est d'autant moins sensible à l'action d'une substance, et se contracte d'autant moins sous l'impression qu'il en ressent, que cette substance se rapproche davantage de sa nature (2). D'un autre côté, parmi les substances répandues dans le sol à l'état de dissolution, il en est qui s'en éloignent complétement ; d'autres, au contraire, qui s'en

(1) Voir § XVI.

(2) En effet, le végétal étant constamment en contact avec lui-même est moins sensible à l'action de sa propre substance qu'à toute autre, et il devient ainsi d'autant moins sensible à l'impression d'une substance quelconque, que celle-ci se rapproche davantage de la sienne par sa nature. — Voir en outre § V.

rapprochent assez pour être capables de subvenir au développement du végétal. Les orifices des vaisseaux se fermeront donc sous l'impression des premières au point de les arrêter au passage, tandis qu'ils ne se fermeront pas assez sous l'impression des secondes pour les empêcher de passer. Celles-ci, de la sorte, pénétreront seules au moment de l'aspiration du vaisseau, et le végétal fera ainsi dans le sein de la terre un choix intelligent des produits qui sont à sa convenance (1). — Une fois d'ailleurs introduits dans le

(1) Les vaisseaux, dans le végétal, ayant un diamètre beaucoup plus petit que les lymphatiques, se fer meront toujours assez sous l'impression d'une substance irritante pour l'empêcher de pénétrer. Dès lors il devenait inutile qu'ils traversassent des organes analogues aux ganglions lymphatiques. Aussi avons-nous vu qu'ils en sont privés.

vaisseau, lors même qu'il n'existerait pas de valvules capables d'en empêcher le retour, ces produits n'en seront pas moins portés de la racine vers la tige par des causes exactement semblables à celles qui font que les aliments vont toujours de la bouche à l'anus. Les circonstances sont en effet les mêmes : dans l'un comme dans l'autre cas une substance étrangère s'introduit dans la cavité d'un organe, pousse devant elle les produits que celle-ci contient et détermine par là un courant dans le sens que nous venons d'indiquer (1).

Dans l'été, où la vie a beaucoup plus de force que dans l'hiver (2), la contraction ayant davantage de puissance, toutes

(1) Voir § XIX.

(2) Voir § XVII.

ces fonctions se feront avec plus d'énergie : la séve sera plus abondante, elle montera plus vite, et le développement du végétal sera aussi beaucoup plus considérable. — L'incertitude et l'agitation que l'on observe dans le cours du liquide servent encore à confirmer ce qui précède, car ils tiennent à la nature même des mouvements qui le font avancer, et qui ne peuvent avoir la même précision que dans les vaisseaux sanguins. Ceux-ci, en effet, s'aident mutuellement dans leur action ; ils poussent le sang par un bout du vaisseau en même temps qu'ils l'aspirent par l'autre, et ils sont en outre puissamment aidés par le cœur (1); tandis que le liquide, dans le végétal, n'avançant que

(1) Voir chap. III.

par des mouvements alternatifs de contraction et de dilatation, ne peut avoir qu'une marche incertaine et comparable seulement à celle des aliments dans le tube digestif.

Les raisons qui font que le végétal, par sa racine, choisit dans le sein de la terre les substances qui lui conviennent, font aussi qu'il puisera dans l'atmosphère, par son feuillage, toutes celles qui y sont également à sa convenance. Seulement, dans les vaisseaux chargés de ce soin, le liquide, par les causes que nous venons d'indiquer, procédera du feuillage vers la racine. Il s'établira, de la sorte, un double courant, l'un de la racine à la tige, l'autre de la tige à la racine, et les végétaux eux-mêmes seront ainsi le siége d'une véritable circulation.

Je ne parlerai pas du *cambium*, de ce produit de sécrétion qui se dépose entre le bois et l'écorce, et qui s'organise ensuite de façon à ajouter tous les ans une nouvelle couche à chacune de ces parties. Ce sont là des faits particuliers dont nous n'avons pas à nous occuper, puisqu'ils rentrent dans les phénomènes de sécrétion qui précèdent, et que notre but n'est que d'établir des principes. Il se passe d'ailleurs, dans cette organisation, quelque chose d'analogue à la formation des fausses membranes dont nous aurons occasion de parler quand nous ferons les applications de ces principes à la pathologie. — Je ne m'étendrai pas davantage sur ce point, et je terminerai ce chapitre par une dernière considération.

Il suit de tout ce qui précède que chaque vaisseau, dans le végétal, tient lieu à la fois d'une artère, d'une veine et d'un vaisseau lymphatique. En suffisant seul ainsi à toutes les nécessités de la vie, ce vaisseau devient indépendant du reste de l'appareil dont il fait partie ; et si cette simplicité d'organisation entraîne, comme nous venons de le voir, moins de précision dans les fonctions, elle rend, d'un autre côté, la vie moins fragile ; c'est ainsi que chaque partie du végétal peut vivre séparée du tronc qui l'a fournie, pourvu qu'en la propageant par bouture on lui fournisse les moyens de puiser dans le sol l'aliment qui lui est nécessaire. Dans les animaux, où l'organisation est au contraire beaucoup plus compliquée, les fonctions se font, par cela même, avec plus de précision ; mais aussi les parties devenant solidaires les unes des autres, la vie y est plus facilement compromise, et l'on ne sait ce qu'on doit le plus admirer, ou de la simplicité des uns, ou de la complication des autres.

RÉSUMÉ

DE LA DEUXIÈME PARTIE.

En étudiant séparément chacun des phénomènes qui concourent à la nutrition, nous avons vu comment ils rentrent tous dans les phénomènes de la contraction, et si celle-ci peut suffire à une variété aussi grande de résultats, c'est que les dispositions des organes qui en sont le siége et les circonstances dans lesquelles elle se produit, ne sont pas toujours les mêmes. Mais ces circonstances étant données, et les dispositions particulières à un organe étant connues, il n'y a plus qu'un seul résultat possible, et c'est précisément celui qui se produit.

Il y a ainsi, dans chacun des phénomènes de la vie, trois choses principales à considérer : — la contraction, qui ne varie jamais que du plus au moins, en vertu de lois bien déterminées ; — les dispositions particulières à l'organe que cette contraction met en jeu ; — enfin, les circonstances au milieu desquelles elle se produit ; ou, en d'autres termes, la nature des causes qui la déterminent, la manière dont elles se succèdent, le temps pendant lequel elles agissent, l'étendue de la surface qu'elles impressionnent, et mille autres circonstances qui se rattachent à ces causes.

Or, l'intelligence suprême qui a présidé à l'organisation du monde a disposé ces trois choses dans les corps vivants avec une sagesse telle, que la contraction y produit tout ce qui est nécessaire à leur conservation, et rien qui soit inutile à ce résultat. Puis, confiante en ce moyen unique, elle a livré ces corps à eux-mêmes, convaincue qu'ils portaient désormais en eux de quoi se soustraire aux causes de destruction qui les assiégent de toutes parts, et même, comme nous le verrons ailleurs, de quoi réparer au besoin les désordres qu'ils pourraient avoir subis.

Ainsi, au moyen de la contraction et des lois qui la régissent, les particules qui entrent dans leur composition s'échappent une à une à mesure que la putréfaction les saisit, en même temps qu'elles sont remplacées par d'autres d'une formation plus récente, et la décomposition ne peut plus détruire une substance, si fragile qu'on la suppose, qui se renouvelle sans cesse par parties, et avec une activité toujours en rapport avec le besoin qui s'en fait sentir.

Nous avons vu comment, pour subvenir à ce travail admirable, le sang circule continuellement dans ses vaisseaux ; comment il recueille, chemin faisant, toute la substance nutritive que l'appareil digestif parvient à tirer des aliments ; comment il se débarrasse, par les sécrétions, de tous les produits qui le surchargent ; comment enfin il répand, à la surface des poumons, l'acide carbonique provenant de la décomposition des organes, pour prendre en échange l'oxygène nécessaire à la formation continuelle de ce gaz.

Nous avons vu aussi avec quel art merveilleux tout a été calculé, non-seulement pour que la contraction suffise à ces actions, mais encore pour qu'elle agisse toujours dans le temps le plus convenable, et juste dans la mesure nécessaire au résultat que se propose la nature. Ainsi, c'est toujours le corps qui doit être modifié qui devient précisément aussi l'agent de cette modification. Ici, c'est le sang qui met lui-même en mouvement l'appareil par l'action duquel il circule; là ce sont les produits qui doivent pénétrer dans la substance des organes, et en sortir, qui se font jour partout où il est nécessaire qu'ils passent. Ailleurs, ce sont les aliments qui déterminent toutes les actions que leur digestion nécessite ; ce sont enfin les matériaux qui ne sont plus propres qu'à être rejetés, qui se frayent, d'eux-mêmes, une route conduisant au dehors.

De cette manière, jamais rien d'inutile ne se produit ; jamais il n'y a oubli d'actions nécessaires, et ces actions elles-mêmes se combinent toujours de la façon la plus convenable pour atteindre, dans chaque partie, le résultat qui se poursuit.

La nature, en ne faisant que se ployer dans tous les cas aux règles immuables auxquelles elle a été soumise, agit toujours avec une intelligence telle, qu'il semble que ce soit elle-même qui dirige les corps vers le but qui leur est marqué. Elle témoigne ici, comme partout ailleurs, de la suprême intelligence qui a présidé à la création; mais elle n'en tient pas lieu, et c'est de la sorte qu'il faut l'entendre quand nous parlons d'elle comme d'un être intelligent.

Il nous reste à étudier les phénomènes nerveux qui, sans être moins importants, sont peut-être plus curieux encore que les autres, et qui servent d'ailleurs à les compléter. Ce sera l'objet de la troisième partie.

FIN DU TOME PREMIER.

TABLE DES MATIÈRES

CONTENUES DANS CE VOLUME.

Pages.

DEUXIÈME PARTIE.

Phénomènes de la Nutrition.

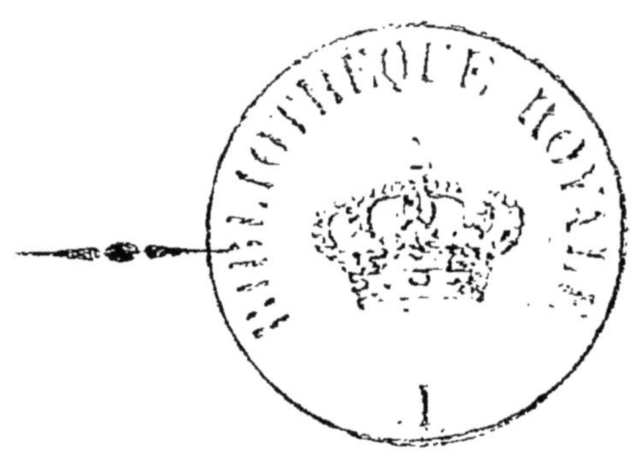

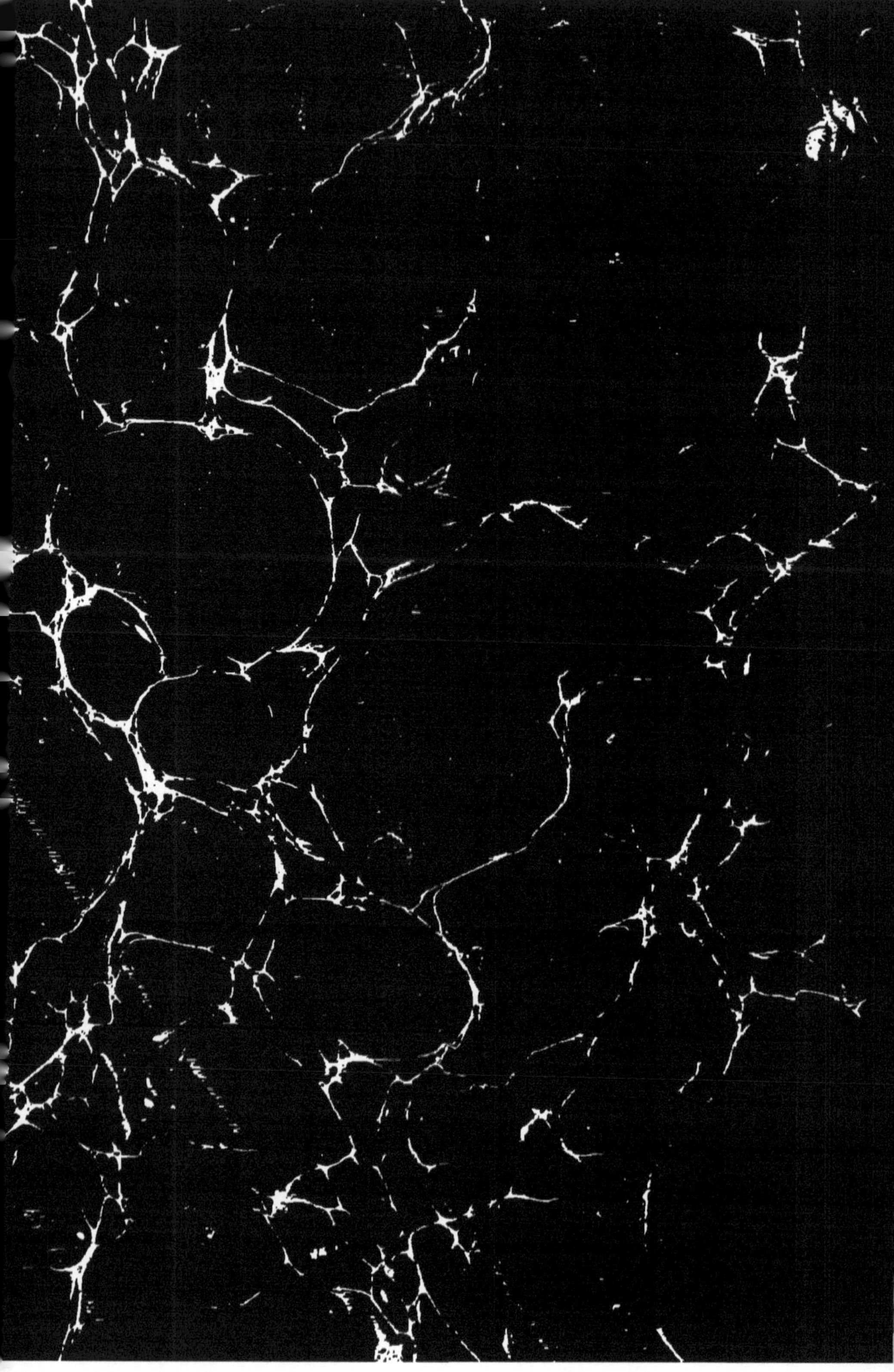

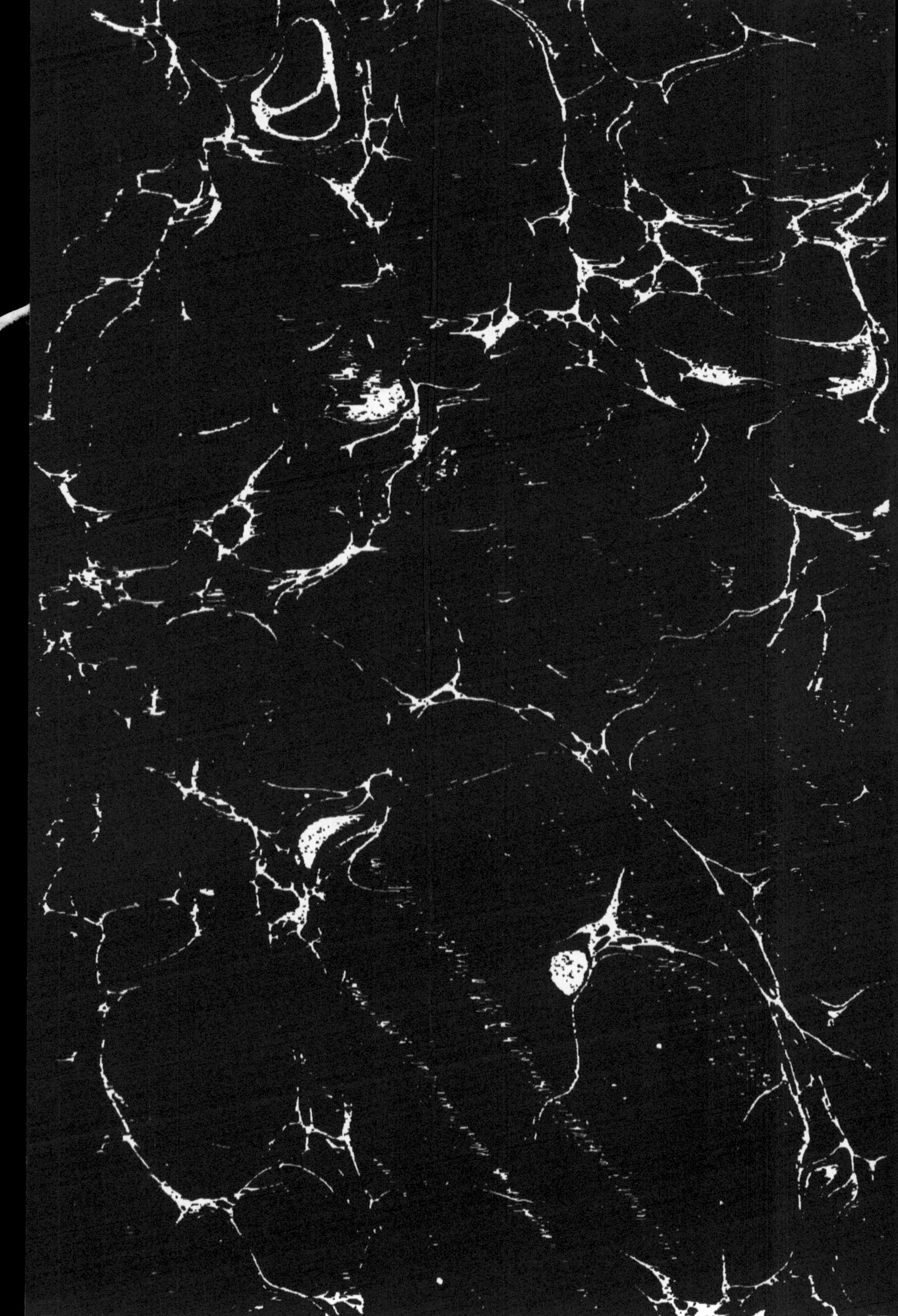

www.ingramcontent.com/pod-product-compliance
Ingram Content Group UK Ltd.
Pitfield, Milton Keynes, MK11 3LW, UK
UKHW020116200726
13856UKWH00002B/572